脳が先か、心が先か

養老　孟司
滝川　一廣
星川　啓慈
林田　康順
長谷川智子
司馬　春英

大正大学　まんだらライブラリー

はじめに

今、本屋さんに行けば、脳に関する様々な書籍がうず高く積まれているのを目にすることができるでしょう。例えば、脳トレ、脳にいいこと、夢をかなえる脳……など。また、テレビを見ると、茂木健一郎さんがずいぶん活躍していますが、茂木さんの本職は脳科学者です。そうです。今、空前の脳ブームの時代が到来しているのです。この脳ブームのきっかけを作った人といえば、何といっても『唯脳論』をいち早く出版した養老孟司先生でしょう。この本が最初に出たのは一九八九年ですから、もう二〇年も前のことになります。さすがに養老先生は今のブームをそのときからすでに予見していたのかもしれません。

といっても、この脳ブームは、それが起こってくる当然の理由があるわけで、突然ふってわいてきたわけではありません。その背景にあるのが、脳科学や神経科学の飛躍的な進歩です。アリゾナ大学で「意識の科学的基礎」についての大規模な学際的会議が開かれたのは一九九四年のことでした。「学際的」というのは、さまざまな学問の分野がお互いの垣根を超えて交流し合うことです。この会議には脳科学者や神経科学者ばかりでなく、哲学者や精神医学者もたくさん参加しました。というのも、脳の科学的研究が進歩してくると、当然のことながら、「意識」とは一体何なのだろうという問題が最大のテーマになってきますが、この「意識」を科学的研究の対象にするということ自身、大きな問題をはらんでいるからです。

考えてみれば、「意識」というものには、どうしても感覚や感情や思いなどの主観的な要素が入り込んでしまいますので、それは客観的観察の対象にはなりません。このような理由から、これまで「意識」は自然科学的研究の枠の外におかれてきていたのです。心理学もまた、実験にもとづく科学的手法をとるかぎり、「意識」に立ち入ることを注意深く避けてきました。それが今では一変したのです。「意識」を科学的に解明するための様々なプログラムが積極的に提出され、「認知科学」という新しい学問分野が形成されてきました。

しかし、この問題はそう簡単に解決できるものではありません。「心」の領域に科学的な分析が入り込むことについては、相変わらず強い抵抗感もありますし、そもそもそんなことが可能なのかといった議論もあります。だからこそ、この分野の発展には、さまざまな見解を持った人々がお互いに意見を交わすことがどうしても必要なのです。科学者ばかりでなく、哲学者や宗教者の見解も重要な意味を持ちます。このことからも、「学際的」な研究がこの分野でどれほど大きな意味を持っているか、ご理解していただけると思います。

従来はともすれば「心」を忘れてしまいがちだった理系の学問も、「脳」を媒介にして「心」に接近するようになりました。一方、人間の文化を「心」の表現として探究してきた文系の学問も、従来はその方法を科学から借りていたことも多かったはずです。しかし、そのことに十分自覚的であったとは必ずしも言えないでしょう。その意味では、今の状況は、文系の学問にとっても、「心のありか」を求める自らの方法をもう一度見直し、それを彫琢するための好機とも考えられます。もはや、この問題に関しては、理系も文系もないのです。お互いにお互いを求め会う時代が到来していると思います。

このような現代の状況に鑑みて、私たち、大正大学の学術広報委員会では、昨年の秋、「脳と心——心のありかを求めて——」と題するシンポジウムを開催しました。大正大学は仏教を根幹とする大学ですが、そこには様々な研究分野で優れた業績をあげている先生方が大勢いらっしゃいます。今回は、その中でも、哲学・心理学・仏教・精神医学をご専門とする四名の先生方にお集りいただき、シンポジウムを開くとともに、冒頭でもご紹介しました養老孟司先生に、その名もズバリ「脳と心」と題する基調講演をしていただきました。養老先生も現在、大正大学で客員教授をお務めです。

この本は、このシンポジウムでのそれぞれの先生方のご発表をもとにしてできあがったものです。貴重な原稿をお寄せいただいた先生方に、そしてこのシンポジウムの企画・立案に当たってご尽力をいただいた星川啓慈文学部長に、この場をお借りして心から感謝致します。もとより、この一回のシンポジウムで「脳と心」に関する問題を総て網羅するわけにはいきません。不十分な点もいろいろあるかもしれません。読者の方々からのご批判やご意見を心からお待ちしています。

この本を通して、「脳と心」をめぐる現代の学問状況の一端を読者の皆様に少しでもわかりやすくお伝えすることができれば、私たちとしてもこの上ない喜びです。

二〇〇九年二月

大正大学学術広報委員会　委員長　司馬春英

●目次

第1章　脳と心

養老孟司

脳と心

私は「脳と心」というNHKのテレビの番組に十五年ぐらい前に出たことがあります。この「脳と心」というタイトルはNHKがつくったので、私がつけたのではありません。脳のことを私は研究しているので「脳」は当然のことですが、私は自分では「心」という言葉をほとんど使わないようにしています。というのは、「心」という言葉は非常に意味が広くて、正体がつかみにくいからです。しようがないから私は、古いことから調べます。そのときは何をしたかというと、西行の『山家集』という歌集の中に「心」という言葉がいっぱい出てくるのです。それを読んだら、西行のころに「心」はどういう意味で使われていたかがわかると思って、『山家集』の中から「心」が使われている歌をみんな引っ張り出した。同時に私は解剖学者ですから体をよく知っていると、心身ですね、身という言葉で使われている歌を抜き出して調べたことがあります。するとやはり、今使われている言葉とは意味が非常にずれてきているなという気がするのです。

例えば西行は桜が好きですから、歌の中に、身は都にあって心は吉野へ行っちゃっているというのがありますが、（しらかはの　こずゑをみてぞ　なぐさむる　よしの、山にかよふ心を）、昔の人はそういうふうに心が自由に動き回ることを当然にしている。『源氏物語』がそうですね、生霊というのが出てまいります。ああいうことも今の人は非科学的とお考えになるようですけど、私は必ずしもそう思っていないのです。生霊に相当する心理構造、そういうものが実際に皆さん方に影響を与えるときに、それは現実でないとは必ずしも言えないわけですね。私はよく言うのですけど、例えて言えば、夜中にお墓に行って白っぽくボーッと出てきて、幽霊かと思って大急ぎで逃げて足の骨を折ったら、そのとき、その人にとって幽霊は現実でしょうが、と。それを錯覚だとかいうのは足の骨を折っていないから言えるのであって、周りで見ている人は錯覚で済みますが、本人にしてみればそれは現実なんです。そういう見方のほうが私は現実的だと思っているのです。

何でそんなことを言うかというと、『バカの壁』に書きましたけれど、虫が歩いていれば私はすぐとまるのです、虫好きですから。どんな虫かなって見て、ろくでもない虫なら行っちゃいますけど、結構珍しいのがいたら拾うのです。皆さん方はそれをおやりになりますか。ここにおられる方はまず、どなたもやらないと思うのです。ということは、虫を見ても足がとまらない。つまり、虫を見ても自分の行動が変化しませんから、虫というのは、皆さん方の頭の中にはあっても皆さん方の行動に一切影響を与えないという意味で、現実ではないのですよ。私はそういう定義です。そうすると、現実ではないものについて人間はほとんど関心を持たないというのは、当たり前のことです。

そういう現実ではないものについてある程度知っていることを、「無駄な知識」と言います。それは現代社会を見ていると非常によくわかるのです。そんなことを知っていたって何の役にも立たないと、自分でわかっていて知っている人たちですよね。インターネットで検索して得られる知識のほとんどはそれですから。だから、自分の行動にそれが影響を与えるかどうかということで考えたら、もうちょっと知識というものを限定することができると思うのです。

「心」のかわりに「良識」を使う

そうやって自分の行動に影響を与えるような知識を得ることが、私は「学ぶ」ということだと思っています。ですから、そういう意味での学んだ知識が身につくわけです。身につかない知識って、いくら学んでもしようがないということを、実はだれでも知っているんですよ。だから、役に立たないことを教えるときに、日本の教育でかなり機能しているのは受験ですね。こういうことを勉強しておかないと試験に通らないよということを設定してやれば、何とか若い人は頑張ってやっていますけど、社会の中で受験の知識が生きているかというと冗談じゃない。小学校の同窓会に出ればすぐわかるのですけど、みんなこう言っています。「この中で金をもうけているやつって、小学校のときの成績が悪かったやつばっかりだよな」とかいう話になる(笑)。今は知りませんよ、私は古い育ちですから。話がずれちゃいましたが、そんなことで「心」というのは非常に多意味に使われる。

それでは、「心」のかわりに私はどういう言葉を使うかというと、「意識」という言葉を選んで使います。「意識」という言葉はひょっとすると皆さん方は、心理学とか脳科学が西洋から入ってきてできた翻訳語じゃないかと思っておられるかもしれませんが、それは違います。『般若心経』をお読みになったら、中にちゃんと「意識」という言葉も入っています。その意味は、現在私どもが「意識」といって使っている言葉と同じだと私は考えております。ですから元来、仏教用語だったのですね。

では、仏教の用語だから変か、古いかというと決してそうではなくて、「意識」というのは極めてモダンなものでもあります。意識というものを例えば脳科学がどう扱ってきたかというと、基本的にタブーとして扱われてきたと私は理解しています。どういうふうにタブーかというと、私が今の学生さんか、あるいはそれよりちょっと年上の大学院生ぐらいの二十代だったときに、意識の研究をやりたいと思って医学図書館に行きますと、基本的にそういう本はありませんでした。先輩に「そういう研究をしたい」と言うと、「そういう研究は脳科学がもっと進歩してからにしなさい」と忠告を受けました。当時、私が「意識」の研究を主題にしていたら、まず論文が書けなかったと思います。論文が書けないという意味は、論文という形にして出して、それを先生方が審査してくださって学位をくださるということが起こらなかったということです。つまり、論文を書こうにも、どういうことを書いていいかがまずわからないとなるのです。そういうことは専門外の人にはピンと来ないかもしれませんけど、実は学問というのは非常に厳密な枠がありまして、その枠から外れたら学問とは見なされないのです。

この年になってみますとわかるのですが、どうしてそれがタブーであったのか？　実は当たり前なんで、医学は一応自然科学系で、自然科学というのは客観性を持ちます。その典型は物理学です。物理学がどのぐらい客観性を持ち得るかというと、ニュートンであれアインシュタインであれ、彼らが考えたことや方程式は、ニュートンもアインシュタインもいなくなってもちゃんと成り立つ。つまり、それは世界に通じる法則である、宇宙に通じる法則であるという前提をとります。それは当たり前の話で、だれだって、ニュートンがいようがいまいが、屋根からおりれば下へ落ちるのです。そういうことです。ですから物理学はそれを盾にして、客観性を主張してきた。しかし私は科学のことを本気で考え出してから、それはどうもくさいなあという気がするのです。

「意識」と「無意識」の関係

どうしてかというと、だって私が何で意識の研究をしようと思ったか。意識がなかったら物理学はないだろうと、そうですね。我々がいなくたって物理の法則は成り立っていますよということを我々が認めるとしても、それを物理と称してああいう形で、例えば「$E = mc^2$」というのはアインシュタインの方程式ですけど、こういう形で理解するのは我々でしょう。そうしたら、我われの意識を消しちゃったら物理学はないでしょう。そうしたら現在でも、意識は物理科学的に説明ができないということになるのです。物理とか科学はまともな形で、あるいはこういう形で自然を書きます。意識がこういう形で書けるか、この方程式の中に意識の入る余地はないのですよ。cは光の速度ですよね。mは質量です。Eはエネルギーですと言うでしょう。でも、このどこに意識を入れたらいいんだと。この式を含んでいる世界が意識なんですね。ですから意識の結果である物理学でしょう。だから意識の中で物理学は当然、一部を占めています。無意識の物理学というのがありますか。ないんです、これは。無意識では物理科学にならない、そうですね。

$$E = mc^2$$

E（エネルギー）
m（質量）
c（光の速度）

その意識と無意識の関係っておわかりでしょうか。一番いい例が、僕は長嶋茂雄さんだと思います。元読売巨人軍の長嶋選手。あの人は無意識にホームランを打つ人でありました。長嶋さんには逸話がたくさんあります。よく申し上げますけれども、当時、ライバルのピッチャーで非常に優秀な小山という投手が阪神にいました。この人は非常にコントロールのいいピッチャーで、三振奪取の記録を持っている人です。どうして三振がとれるかというと、コントロールが非常にいいので、バッターをよく研究しまして、要するに三振をとる球をバッターが一番苦手なところに投げることができたのです。どれぐらいコントロールがよかったかというと、ホームベース上で見て、上下左右、球の直径の半分しかずれがない。そのぐらい自由なところに球を投げられた人ですから、それで三振がとれた。ところが、この小山が最も苦手にしたのが長嶋だったのです。長嶋には打たれた。それで、小山が現役を辞めてから長嶋に会って話をしたという伝説があります。そのときに小山が長嶋に聞いたのです。「おれはこうやってバッターを研究して、最後は一番苦手とする球を投げて三振をとっていたんだけど、あんたには打たれたね。どうして打てたんだ」と。そうしたら長嶋がまず「えっ」と言って、「ピッチャーというのは考えて投げていたのか」と（笑）。その次に何と言ったかというと、「おれがどうして打てたかって、それは簡単だよ。来た球にバットの芯を当てればいいんだ」って（笑）。わかりますでしょう、私が意識と無意識と言っているのが。

普通の人も一応わかってはいるのですよ、来た球にバットの芯を当てればいいんだって。わかっているのに、普通はできないでしょう。意識と無意識って、そういうことですよ。

だから物理って、意識がこの広い範囲で、物理学はそのほんの一部ですよね。そしたら、その一部である物理がどうやってこの全体を説明するのか。人間はそれを平気でやりますからそれでいいと思っているのですけど、私はどうもそれはおかしいなと思ったのです。こういうのを昔から、葦の髄から天井をのぞくというのじゃないのかなと。物理科学的に意識を定義できない、それはひょっとしたら当たり前じゃないのかなと。物理や科学そのものが意識から生じて、その意識の一部なんですから。皆さん方は毎日毎日、意識がありますでしょう。そのときに物理科学だけを考えていますか。考えていませんよ。きょうの昼飯はラーメンにしようか、カレーライスにしようかとか、意識の中でほかのことをいっぱい考えているんです。そうすると、物理科学は意識の部分にしかすぎないということがわかるのです。部分が全体を説明するかどうか、これは哲学の先生に聞かなきゃいけない。私はそういうとき素直に、「部分が全体をわかるわけがない」と、こう言います。

自己言及の矛盾

それを皆さん方は平気でやるのですよ。例えば「世の中、間違っている」と言います。それで世の中って何か、自分が入っているのかどうか、それを考えたことはありますか。「世の中、間違っている」とおっしゃるときに、世の中の一部は自分ですから、少なくとも日本人の一億二千万分の一は自分なんですから。そうすると「自分が間違っている」と言っていることになりますよね。すると、「世の中、間違っている」というその言葉は、果たして信用していいかということです。「私はうそつきです」と言っているのに近いのです、これは。「私はうそつきです」と言っているときに、その人はうそをついているのですか、本当のことを言っているのですか。もっとはっきり言えば、「私はうそしか言いません」と言われたらどうしますか。私はうそしか言いません。ということは、「うそしか言いません」と言っているその言葉は本当かうそかといったら、うそしか言わないのですからうそに決まっているじゃないですか。それがうそだとすると、そいつは本当しか言わないということになって、何かわけがわからなくなりますね。

これを、意識では「自己言及の矛盾」と言うのです。つまり自分自身を含んだ言い方をすると矛盾が発生する。それが論理的にわかっているのです。私は、だからタブーなんだなと思いました。物理学を生んでいるのは意識であって、したがって物理学から意識を説明しようとするのは完全にどこかで「自己言及の矛盾」になります。それがわかっているから、学者の先生って頭がいいですから、危ないところをあらかじめ避けて通るんだなということで、意識研究がおくれたなという気が私はします。それでも、さすがに意識学会というのが一九九〇年代にできてきます。でも、宗教の人だとか哲学の人が中心で、自然科学の学会じゃありません。それは当然のことです。ですから私は、時代がたって当然のことが認められるようになってきたなという気がします。

今お話ししていることは、東大の理学部、工学部でこれをやったら、またかなり批判されるような気がするのですよ、特に古い先生方には。なぜかというと、先生方が前提にしていることを私が問題にしているからですね。これは前提の問題なんです。物理学って意識の産物でしょう。それなら、意識の産物である以上、意識の癖ということをある程度知らないと、物理がどこか変なところへ行っちゃうんじゃないですかということです。悪口を言っているんじゃないですよ。ものにはすべて限度があるということを申し上げているだけです。

するど、意識というものを調べるにはどうすればいいか。そのときに我々が持っている学問の手段として、ちゃんとした学問があったと思います。それを昔の人は「博物学」と呼んだのです。博《ひろ》くものを学ぶ。博物学の根本は何かというと、理屈がないのですよ。私はいまだにやっています。虫を調べていますが、よく聞かれるのです。私はゾウムシを調べているのですが、「どうしてゾウムシを調べるのですか。そもそも何でゾウムシなんですか」と。今の人は何事にも自分がやることには理由があると思っているということがわかります。そんなもの、ありませんって。私が女房と結婚したのにも、別に理由はないのですよ（笑）。その答えを追求したら一生かかります。それで答えが出るかといったら、出ませんよ。じゃあ博物学は何かというと、世の中にどんな虫がいるかなということを素直にまず見るということです。そうすると妙なことに、いろんなことがわかってくる。

私は皆さんの知らない、いろんなことを知っています。どうしてかというと、虫を見ているからです。今ここに描いたのは何かといったら私の頭の中にある四国の絵なんです。

本州、四国の四国。これ何となく四国でしょう(笑)。四国って、ここで切れているのですよ。何でわかるかというと、こっちとこっちは虫が違うからです。似たような虫なんだけど、種類が違うのですよ。だから何がわかるかというと、四国って昔はいつかどこかで、ある時代、切れていたに違いないと気づく。そうすると私が子どものころから不思議だと思っていたことが一つわかった。何かというと、徳島湾に流れている吉野川という川がある。

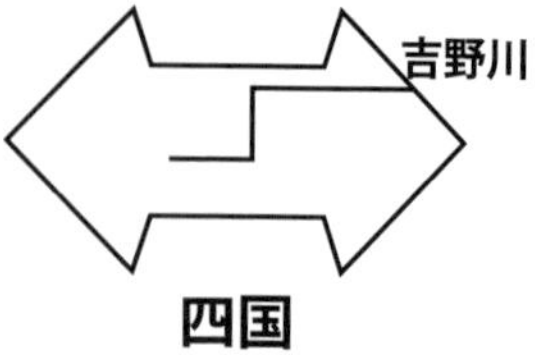

この川が変なことにクランクをしている。大体、こんな四国みたいな狭い島に日本で3番目に長い川がなぜあるかと、僕は子供のころから疑問だったのです。しかも、それは地図で見るときちんと直角に曲がります、2回も。しかも、ここが四国で一番高い四国山地。だから、ここを切るときに大危歩、小危歩っていう有名な名称もできます。これ、変だと思いませんか。何で四国で高いところをわざわざ川がぶった切って流れるのだよと。しかも、ここですよ。この中をこう流れればいいじゃないですか、高知に流れていれば。この辺に早明

浦ダムができまして、しょっちゅう干上がっているけど、ご存じでしょう。僕が、何をあほなことを言ったかというと、虫をやってみればいろんなことがわかるということです。そんなことにだれも関心を持ちませんから、まだ論文にもしていませんけど、そういうふうにしてものを素直に見ていきますと、何かかにかにつなげてわかってくる。だから、意識も明らかに物理科学で説明できないとかタブーにしないで、素直に考えたらいいと、私はそう思いました。

意識がないと何をしているか

ごく素直に意識を観察するにはどうするか。私は大正大学で時々教えさせていただいているのですけど、その前に北里大学で理科系の学生さんに一般教育、人間科学を少しやっていました。学生さんは四〇〇人ですよ、朝の九時から講義をする。だから、どういうテーマで、どういう声の調子で何分間私が話をしたら、何割の学生が意識を失うかという調査ができる（笑）。声とか調子を変えたら、ケースが違うのですよね。例えば、ある程度、意識の性質がわかるじゃないですか。こういう限定された状況で、どういうふうにしたら意識は消えるのか。そうやって調べていくのが私は博物学だと思うのです。今の学問では、それはかなりバカにされています。なぜかというと、裏に理論がないから。私はあまり理論がある学問を好きじゃありません。おもしろくない。なぜかというと、理論どおりになっているかどうかとやっていますけど、理論どおりになっていたらおもしろくないんです。なぜかといったら、当たり前だから。当たり前のことをやっていたのではわかりません。四国の話だってそうでしょう。四国って、玉っころが二つついているという話というのは極めて素朴な見方ですね。素朴な見方をそのまま残しておくと、何とやっぱり玉っころがついていたなんていう話がどこかで出てくるから、それがおもしろいわけですね。

それで意識の場合、そうやって素直に見ていったらいろんなことがわかるんじゃないかと私は思うようになって、それで「心」という言葉を使わずに「意識」という言葉を使っているのは、比較的意味が限定されてくるからです。つまり、皆さん方が眠っていない状況が意識のある状況ですから、そうやって考えるとものすごくおもしろい問題に至ることをおわかりになりませんか。なぜかというと、意識がないときは皆さん方、何をされているか。寝ている、夢を見ている、ですよね。意識の段階にはいろいろなことがあります。酒をイヤというほど飲むとわかりますけど、ふだんはかなり意識や心は閉じています。だから酒を飲んだ状態での意識と、飲んでいないときの意識は全然違うし、夢を見ているときはある程度意識があるわけですね。その意識はまた違いますし、それから十年ぐらい前にすごくはやったのが「臨死体験」。死にそうな状況になったときにいろんなものを人間は見ているのですけど、そのような状況のときには割合に人間は、共通の経験をするわけです。それを「臨死体験」とか言いますが、そういうときの意識の状態、これも意識ですから記憶に残っているわけです。

死ぬことは、自分にとって何の問題もない

まず、いろんな意識の状態があることがわかります。そして、そういった意識のうち、一番根本的に考えると、皆さん方の人生は意識で考える限り断続的である、つまり点線だと言わざるを得ない。そうですね、点線状態。それで最後はこうやって矢印にするしかな

いのですが、なぜ矢印にするかというと、まだ死んでないという意味です。これでいっちゃったという関係はないでしょう、考えてみると。そうでしょう。ちょっと暇な方は計算してみてください。今まで自分は人生の中で何回意識を失っただろうか。どうですか。計算したら簡単でしょう。普通の人は一日一回と数えると思いますけど、私が学生を観察した限りでは一日数回、ないし一日十回ぐらい意識をなくしていると思いますね（笑）。これはものすごく細かな点線になります。

その意識をなくしている状態のときに、次に意識が帰ってくると思っていますか。思っているも何も、何にも思っていないから意識がないのですね。そうしたら、ひょっとして皆さん、最後にその意識が切れて、もう帰ってこないかとか心配していませんか。普通には、死ぬとか言っていますね。そういうことを考えるようになってから、私はあまり心配しなくなりました。そもそも私の意識が切れて返ってこないといったって、毎日毎日意識は切れているのですから。そうですよね。その意識が切れている間は、帰ってこようが帰ってこまいが私の知ったこっちゃないんですよ。もっと言えば、自分が死ぬということは、自分にとっては何の問題でもないということに気がついてくる。だって、ある意味では毎日、皆さん死んでいるわけですから、意識で考える限り。そうしたら、その人たちがそのまま死んじゃって帰ってこなくたって、知ったこっちゃないじゃないですか。宗教ってそこを上手にカバーしていますね、仏教とか。浄土教でも極楽とか言っていますけど、別にどこに行ったっていいんですけど、論理的に考えると、どこかへ行く保証は何もないのですよ。それで普通の人は、次に目が覚める前提でいるわけです。次に目が覚めるという前提でいるから安心して寝るのですけど、ある日、目が覚めないいんじゃないかとパニックを起こしたりしている。死ぬんじゃないかと。

でも、心配も何も要りません。別に目が覚めなくたって本人は困らないですよね。今日もそうですよ。私は今日、大正大学のシンポジウムに来ると約束しているのですけど、目が覚めなくて、つまり死んじゃって来なくたって私は全く困らない。困るのはそこにおられる先生たちで、「あいつめ、間の悪いときに死にやがって」と、こういう話になるわけです(笑)。そうでしょう、困るのは私じゃないじゃないですか。困っている私はいませんよ。もしも、そういうわがままな考え方が普及すると、どうも今の日本みたいに自殺がふえたかなと逆に今、反省したんですけれども、これはいろんなふうに使えるのですよ。自分自身の生死は実は問題じゃないという文化はずっとありました。実は戦前はそうでしたよね、お国のために死ぬと。だから、それはそれで人間の文化に必ずあるのです。そこのところにどこが問題あるかということは今日はもうこれ以上言いません。

脳の出力が「運動」である

それで、こういうふうに意識を考えますと、意識の特徴を素直に考えることがある程度できるようになります。これは私の個人的な意見ですが、意識の癖ということを素直に考えた人ってあんまりいないんだなという気がします。やっぱりタブーだったというのが非常に大きいと思うのです。素直に考えると、意識って案外おもしろい機能、働きがあるんです。それで特に人の場合に、その意識が非常に強いということがおわかりだと思うんです。そうでしょう。動物にもちゃんと意識がありますよ。

起きているときと寝ているときは、ちゃんと動物も全部あります。起きているときは私の定義では「意識がある」と言っています。ここに「心」という言葉を持ち込むと厄介なことになってくる。猫が起きているときに心があるかと言われると、何か私は知りませんよね。猫じゃないからわからない。でも、意識があるかと言われたら、堂々と「意識はあります」と言える。意識がないときはわかるのです、外から見て。猫だったら寝ていますから。

そうやって考えたときの脳の働きは、極めて簡単に言うと、感覚から入力があって、皆さん方は意識しておられないけど脳の中で計算、演算が起こりまして出力が生じる。これを「運動」と言っています。それだけだということがわかります。脳の出力が運動だなんて皆さん信じていないと思いますけど、そんなことは筋肉をとめてみればすぐわかるんですよ。筋肉をとめたら、おしゃべりできないでしょう。私が今やっている手まね、身振りもできません。パソコンも打てないんですよ。パソコンを打つためには、せめて小指一本でも動いてくれないとどうしようもない。だから、体の筋肉が徐々に重くなっていって最後に完全に動かなくなるというＡＬＳ（筋萎縮性側索硬化症）という病気がありますけど、この患者さんが最後に頼っているのは小指一本です、基本的に。それで何をするかというとパソコンのキーボードを打ちますから、寒いとか暑いとか、おなかすいたとかやっと言えるのです。表情も、筋肉がないとわかりません。表情って筋肉の動きですから。何と、そういう患者さんは、日本に千人のけたでいるんですよ。そういうふうに筋肉が一切動かなければ、出力ゼロ、すなわち脳が、意識が何を立派なことを考えても外に出せないという状況が起こってきます。ですから我々の脳が外にものを出すときの表現ですが、それをすべて筋肉の動きに頼っているということがおわかりいただけると思うのです。

体を使うことの大切さ

それをきちんと理解いただけたら、体を使うことは下等な仕事であるという考え方はぜひ捨てていただきたいのです。例えば皇居の前に行って見てみてください。走っていますよ、ジョギング。何ですか、あれ。同じかたさの平らな地面をひたすら動く、移動する。その対極にあるのが田んぼで働くことです。田んぼに入ったらズブズブして潜りますし、畦に上がったらかたさが違うし、草が生えている道を行ったらまた違うし、砂利道に行ったらまた違って、部屋の中を歩いたらまた違います。そういうふうに暮らすのがごく普通の暮らしだったのです。だけど、今の人はなぜか知りませんが、同じかたさの平らな地面しか歩かないと頑として決めているんですよね。なぜ同じかたさの平らな地面しか、皆さんは動かないのか。その理由をぜひ教えていただきたい。

つまり、出力を徹底的に限定していこうとしているのですね。どんどん規制をかけて。現在、おしゃべりにも相当規制がかかっています。ある内容のことを言いますと、ボコボコにたたかれてしまいます。しょっちゅう新聞でごらんになっていますでしょう。失言とか言って。うっかり失言すると、今は殺される可能性があるのです。どうして皆さん方はそこまでさまざまな運動を制限なさるのか。日本は非常に狭いところに人が大勢いますから、人に迷惑をかけないのは大事なことですが、それにしても今の状況はかなり極端だなと私は思っております。言ったり、考えたりするのは実はただなんですよ。原価ゼロ。そこまで制限しなきゃいけないほど日本は貧乏になったと私は思っていませんけど、私が育っていく間に非常に不自由がありました。私は運動の自由さということを申し上げているのですが、教育から本当の意味での体育が消えちゃったのです。ここは大正大学だからもう一回申し上げておきますと、現職のお坊さんに一番お願いしたいのは体を使わせてくださいということです、普通の体を。

自然な状況で体を使うということを一番よく知っているのは仏教だと私は思っています。お坊さんがお寺の庭を掃いているの、あれは寺をきれいにしているのじゃないですよ。修行です、根本は。修行って何だ。この話をするとつい言いたくなるので言うのですけど、比叡山の千日回峰ってあるじゃないですか。お坊さんが千日、比叡山の山の中を走る。考えてください、あれって何の役に立つんでしょうか。お坊さんが千日、山の中を走り回ってGDPが上がるかって考えてみても、減るだけですからね（笑）。だから、あほかと。やる気にならないでしょう。若い人は笑っていますけど、でも、千日回峰をやると大事にされてしようがないんです。それは何でですか。

人生がその人の作品だ

絶対に日本の経済に貢献したからということではない。じゃあ何に貢献しているのか。私は、今の教育、あるいは人生論の中で一つどうも抜けたのじゃないかと思うのは、「人生がその人の作品だ」という考えです。自分の生まれつきとか能力とか容貌とか財産なんか一切関係ありません。その人が与えられた条件の中で自分の意思で精いっぱい生きているときにある状態ができ上がるわけで、それが一つの作品になっている、それを人生と言うのでしょう。

そう思っていないんじゃないかな。以前、大蔵省があったころ、東大法学部の学生を大蔵省の先輩が勧誘に来た。「今、大蔵省に入るとあんたの生涯賃金は結局十億円だよ」と勧誘をしていたそうです。そういう考え方の中には、自分の人生そのものが一つの作品だという考えはないですね。それは金を稼ぐ機械ですね。自分の人生がもしある種の作品であるとしたら、千日回峰というのはその中の大事なものであって、それを済ませるとあるところに磨きがかかってくるんだなという考え方。皆さん方、そういう考え方で自分の人生を生きないと意味がない。そうでしょう。何のためにこんなことをしているのかと後悔をする。作品って、絵描きさんでも彫刻家でも、我々の研究でもそうですけど、でき上がってみるまでどんなものができ上がってくるか、実はわからないのです。だからレオナルド・ダ・ヴィンチは死ぬまで「モナ・リザ」を持って歩いて、手を入れていたんですよ。完成しないから。だから「モナ・リザ」って絵描きとしてのレオナルドの人生そのものであって、皆さん方も実は自分の人生という作品をいつも抱えて歩いているわけです。その作品にしょっちゅう筆を入れたり、あっちを削ったり、こっちをつけ加えたりする。そういうふうな感覚が今は教育からも社会からもかなり消えたんじゃないかという気がする。

それを持って生まれているのがお寺さんなんですよ。それぞれの作品に対して人がやることを、日本では古典的に「修行。自分を完成させていく」と言ったのでしょう。学校の掃除もそうでしょう。お寺の掃除もそうですけど、あれは寺をきれいにして貢献するというのが根本的な目的ではないんですよね。人生でも何でもそうですけど、ある行動って絶対一つだけの目的じゃないんです。幾つも含んでいるわけで、そういったものをどんどん狭めていっている考え方を皆さん方は何と呼んでいるか。「合理的」と呼んでいるんですよ。僕は理科系だけど、合理的になることに必ずしも賛成しないのです。それはシステム論からいえば当たり前で、部分の合理性が全体の合理性に反することが案外多いのです。全体の合理性は部分の合理性に反します。それをどう整理するんだという具体的な局面が難しいから、みんな困っているわけでしょう。

「世の中間違っている」と言う人のおかしさ

じゃあ、どう解決すればいいんですかと必ず聞かれるのだけど、私は個人しか認めません。世間なんてあるようでないものですから、さっきも言いましたが「世の中間違っている」と言う人は、自分が世の中に入っているか、入っていないかをまずはっきりさせてほしいんですよ。「おれは世の中の外にいるから、世の中間違っていると言う権利がある」というならそれでいいのですけど、まず、そこを考えてほしい。新聞だってそういう感じがします。この間、「世界と連帯してテロと戦う」と読売新聞が一面で堂々と書いていました。それを見た瞬間に私は本当に腹が立ったんです。なぜかというと、世界と連帯してテロと戦う以上は、世界の中にはテロは入っていないんですよ。新聞は、世界からまずテロを追い出しやがったと。

テロというのは自分たちが生み出したものでしょう、はっきり言えば。その責任感がなかったら、ああいうものを片づけようという気に本気でなれますか。「世の中には変なやつがいて、変なこととするならぶっ殺せ」でしょう。だから、根本的には片づかないんじゃないですか。何でこんなものが生まれてくるんだって本気になって考えたら、やっとわかってくるものであって、それを「あんなものは宇宙人がやっていることだ」とぶった切るのは簡単なことですよね。私が大学にいたときに、実際にそういう学生さんも出てきたのですよ、オウムの人で。「何でまあ……」ということがものすごく気になって、結局私は大学を辞めたんですが、でも今になって調べてみると、それは中学校とか高校の先生は気がついていたことなんですね。八十年代から、子供たちがわからなくなったと。そういうところにある種のはっきりした断絶があるのですけど、そんなことは、世の中で本気で生きていたら、みんなが気がついたんですね。それは、若い人たちからすれば何でもないので。我々がやっていることの結果なんですから。そういうふうな反省をしなくなってから、私は随分たつなという気がする。私は一応戦争中の雰囲気を知っていますから、みんなが一生懸命になって「本土決戦、一億玉砕」と言った。それで動くのが日本人です。決してそれは悪いことじゃないと私は思いますけど、時々、立ちどまって考えてみてください。今は敗戦がないからいいようなものですけど……。ちょっと余計なことを言いました。

体を動かさないと寿命が縮む

それで、この演算能力と入力の話に戻ります。普通は入力の部分を、目で見て、本を読んで、耳で話を聞くとか、これを「学ぶ」と思っている人が非常に多いのですよ。だから、ちょっと余分なことで体育の話を私はさんざんしました。年輩の方には「体を動かさないと寿命が縮みますよ」と、これははっきり申し上げています。日本で現在、お年寄りが元気で長寿なところは、例えば長野県です。お年寄りが元気で長寿だったはずなのに、急激に寿命が縮んでいったところが沖縄県です。ただし、女性は縮んでおりません。まだ全国二位ぐらいで踏みとどまっております。男性だけ二八位か二九位でしょう、そのあたりまで落ちました。これはなぜか。沖縄の人に聞くと「米軍が占領している間に食生活が変わったからだ。ステーキなんか食うようになった」と言うのですけど、ちょっとおかしいですよ、その説明は。だって、だんなさんがステーキ食べているのに奥さんが食べないってことありますか。奥さんがステーキのうまいところを全部食べちゃって、だんなさんにカスを食わせるから寿命が縮んだというなら、私は実感がわきますけど（笑）。そうでもないわけでしょう。同じものを食べて、それで男だけ早く死ぬなんて、これはどう考えてもおかしいですね。どうしてかといったら、わかるでしょう。いわゆる近代化していって、男が体を使ってする作業がどんどん減ったからですよ。私はそれだと思います。女の人はどうしたって家事をやりますから、体をこまめに動かすのでしょう。そのことは年輩の長く生きている方はぜひお考えください。日常の作業の中に、体を使う作業を自然に組み込むということが大切。無理して、そこらへんを走っちゃだめ。さっきも言いましたけど、皇居の周りを回ったって、排気ガスを吸い込んでよくやっていますね。同じかたさの平らな地面をひたすら走るなんて、そんなもの近代文明の延長で、おやめになったってよろしい。お寺さんに頼み込んで「庭の掃除は私にやらせてください」でもいいし、私は男の人には「せめてアミモノぐらいやったらどうですか」と言うのです。

何で動物は話せないのか

それで「意識」は演算部分から発生するという話ですが、それは脳科学的に間違いない。

そうしたらですね、我々の意識って動物とちょっと違う。それが人間を特徴づけている。これはわかるでしょう。それで、どこが違うという話は案外ないんですよ。経験的に見ていると、動物がやらない、できなくて人間だけができることがあるのです。その典型がおしゃべりなんです。でもこれも専門の学者には、ヨウムってオウムの親戚は二百語をしゃべるとか、いろいろいるんですが、そういう細かいことを抜きにして言うと、少なくとも私は今まで猫とか犬とか猿とか全部飼いましたし、台湾リスも、私の手から餌を食うまでにならしましたけども、今まで飼った動物で私と話ができた動物は一匹もいません。これが私は小さいときから疑問でした。何でうちの猫はしゃべれないのだろうかと。それは意識の問題なんです。意識というのは、この入力と演算。どうしてかというと、入力は感覚ですが、これは働きでいうと「違う」という働きです。私は医学部で習いましたけど、耳は音波をとらえる、目が電磁波をとらえる、といきなりここから始めるのです。だけど、目とか耳とか鼻とかいろいろそろえている。それは何をしているのか。それは外の世界の「違い」を検知しているに決まっているじゃないですか。

歩けば、歩くたびに景色は変わっていきます。そうでしょう。その違いをとらえているのです、感覚は。だから匂いがしてくるというのは、それまでその匂いはしていなかったということになるんです。匂いが変化したから感じるのです。よろしいですか。そんなことは当たり前で、だから長い間、くみ取りの便所があったのでしょう。若い人は水洗で育っているから、くみ取り便所を知らないと思いますけど、くみ取りなんて糞尿がたまっていますから、あんなトイレはさぞかし臭いだろうと思っているのです。確かに臭いのです、入ったときは。それが、しばらく入っていると臭くないんです。それを「なれる」と言っていますけど、きょうは暑いからってトイレの中で団扇なんかをうっかり使うと、改めて空気が動いてまたくさいんですよ。つまり、感覚は変化をとらえるのです。よくお考えいただいたら、私は当たり前のことを言っていることがおわかりでしょう。

「同じ」という働きが優先する

ところが人間の意識にはとんでもない機能も備わっているのです。何かというと、「同じ」という働きです。この「同じ」という言葉を私は非常に広い意味に使いますので、ちょっとご注意ください。まず、感覚の世界で「同じ」という言葉を考えますと成り立たないことがわかるのです。つまり、こうやって私が皆さんを拝見しますと、同じ人は一人もいない。それどころか逆に、今、仮に皆さん方全員が私をごらんになっているという状況を考えて見ているとします。皆さん方一人ひとりの目の中にある私の姿を調べてみますと、同じものが一つもないということが言える。近くの方には私は大きく見えますし、遠くの方には小さく見える。右の人には私の右側しか実は見えていませんで、左側の人は私の左側しか見えていません。隣同士に座っていますと微妙に角度が違う私が映っています。人間の視界というのは、生まれてから死ぬまで他人と同じものがないという特徴を持っています。それにお気づきになったことはありますか。今の人はそれに気づかされない生活を送らされています。なぜなら、テレビが発達しているから。

日本でそのテレビを根本的に押さえているのはＮＨＫですが、そのＮＨＫは何と言っているかというと「公平・客観・中立」と言うのですよ。でも、ＮＨＫで流している画像は実はカメラマン個人の画像だとおわかりになりますね。カメラが三台入れば三つの画像が撮れるのです、この部屋でも。だからディレクターはそれを流すときは、どのカメラの画像を流すかを決めなきゃならない。ということは、カメラの像は常に全部違うということでしょう。そんなこと当たり前でしょう。そうしたら結局、NHKの流している画面は常に個人の視線なんですよね。「個人の視線を四六時中、日本全国津々浦々に流して、そのどこが公平で客観で中立なんだとNHKに抗議のはがきを送られたことがありますか」と私はしょっちゅう言うのですけど、その裏は何か。皆さん方は、個人の視線であってもテレビの画面に出たら、あれが共通の客観的視線だとどこかで思っていませんか。感覚の世界って絶対にそういうことはないんですよ。目で見るもので説明するのが一番わかりやすいから申し上げたのです。

でも現代社会では、意識が優先する。だから、同じという働きが非常に優先してきますので、何が起こるかというとテレビを見ていても、みんなが同じものを見ていると錯覚するのです。むしろテレビがあることによって、みんなが見ているものは同じものじゃないかという常識が暗黙のうちにできてきているのですよ。

なぜ家庭内の犯罪がふえているのか

それをよく証明しているのが、実は家族内の犯罪だと思います。どうも家族内の犯罪がふえているような気がする。子どもが親を殴り殺したり、奥さんがだんなから殺されたりする事件があります。あのときに何が起こっているのかというと、若い方は特にそうですが、ひょっとすると同じ家に住んでいるからずっと同じものを見ていると思っていませんか。例えば若い男女が二人きりで暮らすとします。一年たって仲違いして外の人に、例えば私に何と言うかといったら、「あの人と一年一緒に暮らしているけど、価値観が違う、性格が違う」と、こう言うのです。僕はそういうときに何と言うか。「価値観とか性格とかおまえさんは言うけど、ちょっとここに出して見せてくれ」と。「あんたは二人で暮らしたんだろう。一年間、何を見ていたんだ」と聞きます。男なら、一年間、女の顔を見続けていたわけですよ。若いときですから、特に一生懸命に見つめます。相手が好きで一生懸命見ているわけ。女のほうも男の顔を見ていたでしょう。「一年間それをやったら、相当に意見が食い違ってきていいんじゃないの」と私は言います。そこで、もし同じものしか見なかったとなりますと、これだけ大きな食い違いが出てくるのは、お互いの中身が違うんだなという論理的結論にならざるを得ないから、それを説明するために「性格が違う、価値観が違う」と、こう言うのでしょう。

それが恋人同士、若い夫婦に限らないことは、おわかりでしょう。親子は典型的じゃないですか。子供がいつも見ているのは、そもそもが成人している親であって、しかもその親はどんどん年をとってくるわけです。それを絶えず見ているけど、じゃあ親は何を見ているかというと、自分では何にもできない子供を見ていて、それがどんどん育ってくるわけです。親子関係だと、それを十年、二十年見ているのですよ。それはどんなに違う世界かという想像力がないんですよ、テレビを見ていますから。日本全国同じものを見ていると、まだ思っている。家族なんだから同じものを見ているのが当たり前だろう、と。そうしたら、意見が食い違ってくるのは、親父と自分の中身が違うに違いないからだと。これだけ違う相手はぶっ殺すしかしようがないと、こういう結論が出ても別に不思議はないでしょう、極端な人の場合。だって、それがテロで起こっていることでしょう、アメリカ人とイラク人で。人間ってそういうものでしょう。それだけ違うと思い込んだら、相手を訂正しようということが不可能だと思うようになったら、殺すという反応を起こすのはごく普通だと私は思いますよ。

動物と子どもには絶対音感がある

そのときに気がつかなきゃいけないのは、全体として理解をすることの重要性を、私は申し上げているのです。部分を取り上げてもしようがないということですよ。だから、この「同じ」という働きの言葉をつくるというのは、考えるとすぐわかるでしょう。ここにいる人は全部、人ですから。でも、私が拝見している限り、同じ人は一人もいません。まず、顔つきが違います。そんなことを言わなくたって、座っている場所が違うんだから違うに決まっているんですよ。そうですね。でも、言葉にすると一人じゃないです。そういう意味で言葉ってめちゃくちゃ乱暴なものだと思ったことはありませんか。だから、動物は言葉という半端なものを使わないんですよ。

我々の耳の中はこういうカタツムリみたいなものがあって、鼓膜に入った音は、骨を伝わって、二五倍ぐらいに増幅されて、そこへ伝わるのです。その膜をゆするんです。何でか細長くなっていて、音の高さでどこが強く振動するかが違うのです。だから、我々の耳を見る限り、我々の耳は振動数の再生装置だとすぐわかるのですよ。そのようになっている細胞を全部、頭の中で計算してみますと、毛の長さも数もみんな違うのですよ。要するに音の周波数が違うとどの細胞が刺激されるかが違ってくる。これを勉強するとすぐ気がつくと思うのですけど、同じ周波数の音が聞こえたら耳の中で同じところが動くのですよ。ということは、論理的には我われは周波数が絶対的にわからないとおかしいということに結びつくのです。でも、普通の人は、わからないです。

中に、わかる人がいるんです。わかる人のことを普通の世界で何と言うかというと、「絶対音感がある」というのです。わからない人のことを「絶対音感がない」、音楽の世界では端的に「音痴」と言います。ほとんどの方は絶対音感はないと思うのですが、動物を調べますと実は全部、絶対音感があるということがわかってきています。動物がそうだということは、実は人間の子どもはそうだろうということです、子どもは動物ですから。

動物が話さないのは音が優先するから

じゃあ何が起こったのかというと、皆さん方は言葉を獲得していく過程で絶対音感を失ったに違いない、という結論が出ます。なぜか。犬を飼っている方に私が「動物は言葉をしゃべれません」と言うと、「いや、うちの犬は家族のだれが名前を呼んでも走ってきますから、名前ぐらいはわかっていますよ、先生」と言われる。私は、「いや、犬の立場で反論させていただきますが、犬は家族それぞれが、自分を違う名前で呼んでいると思っているはずです」と申します。なぜなら、家族それぞれの声の高さは違うからです。私が低い声で「しろ」と言ったときと、女房が高い声で「しろ」と言ったときと、小さな子がもっと高い声で「しろ」と言ったときは、犬は違う音として聞いているのです。そこで「違う」がポンと入っちゃったら、言葉にはなりません。一人ひとりが別な言葉をしゃべっているということですから。それは具合が悪いと思ったら、言葉がわかるようになるために皆さんが発達させせなくてはいけないのは何かというと。脳みそです。人間は、意識の中で「同じ」という能力が強いですから。あれは「しろ」という同じ言葉だなと。皆さんは、そういうふうに平気で「しろ」って同じ言葉だと思っているると思いますけど、今度、暇なときに考えてください。「し」という音のどこがどういうふうに同じで、「ろ」という音はどこがどういうふうに同じなんだと。音の高さを外すと、この説明は厄介ですよ。大体、「し」の音がちゃんと区別ができる音じゃないということは、東京の下町の人たちはご存じでしょう。僕の知り合いにこの間、どこへ行ったのかと聞いたら、「ヒオシガリ（潮干狩り）に行ってきた」なんて言っていましたからね。「だれと行ったんだい」「シトリで行った」とか言っていますから（笑）。

動物がしゃべらない理由は、音が優先するからです。感覚の違いが優先するからだと、私は思います。皆さん方はその違いを無視することによって言葉という、「同じ」という能力を手に入れた。「同じ」という能力は非常に便利だけど同時に乱暴な能力です。だから「同じ」という能力が強くなってきますと、犬の例でおわかりでしょうけど、「違う」という能力が落ちてきます。絶対音感を失うのもその典型で、ですから絶対音感を失った人が音楽の世界で「音痴」と言われると言いましたでしょう。それで僕は音痴を正しく定義した最初の人間だと、うとまれているのですけど、音痴というのはどういうふうに定義できるかというと、「音の高さは違っていても同じ曲だと信じて歌える能力を有す」と(笑)。それは、人間が利口になったという意味なんですよ。だから「同じ」という能力があるから言葉が使える。そのことを少しはおわかりいただけたかと思うのです。

動物は「交換」ができない

もう一つ、動物が使えないものはお金なんです。お金も、一番基本にある能力はこれなんです。「＝（イコール）」です。イコールとは左辺と右辺が、「同じ」ということでしょう。8－4＝4とか、4＋4＝8とか。小学校のレベルではこれは文句ないのですよ、だれもこの「＝（イコール）」に。どこで文句が起こるかといったら、中学校へ入ると出てくる代数でしょう。あれは算数に、文字が入っちゃう。a＝bとか。文化系の人でここで算数を投げた方がおられるでしょう。「もう算数やめた。わかんない」って。どうしてわからないかというと、そのわけが僕はわかるのです。ここで算数をやめて、後で大学の先生になった男を僕は何人か知っていますから。最後までわからなかったわけじゃないですけどね、それは途中でわかるんですけど。

これ、おかしいでしょう。どこがおかしいかって、「a＝bなら、あしたからbという字は要らねえ。aって書けばいいだろう」って。子供がそう言ったら多分、昔の親はゴツンでしょうね、「屁理屈言うんじゃない」と。だから普通、子供は言いませんけど。「xは8じゃない」とか、そういう疑問を持つのも当たり前ですよ。8じゃないですからxって。xはxですよ。だからわからなくなっちゃうんでしょう、ここで。

私の説明を聞いておわかりいただけませんか。aとかbは、わざわざ人間が区別つけるようにちゃんとつくってあるのです。音にせよ、星の形にせよ、区別がつくようにできている。どうして区別つくか。感覚でとらえるからでしょう。ここには違いがあるんですよ。

a=b
x=8

だけど、それをイコールにしているのは何かというと、感覚じゃない。意識でしょう。だから、この二つはあるところが違うから、僕はaとbの濃さを変えて、黒板に書いたわけです。でも、算数の記録のときは、黒い字で全部同じで書くから、子供が錯覚を起こして、「a＝bなら、bは要らねえ」という理屈になっちゃうから、そうなった途端に、もうわからなくなっちゃうんですよ、この話は。簡単なことで、ありかが違うのでしょうということですよね。

じゃあ、このイコールって一体何を意味するかというと、実は等価交換を意味するわけです。等価交換というよりも、「交換」ということが「同じ」から出てくるわけです。どういうことかというと、我われは自分と他人を交換するという頭の働きを、あるときから持ちます。あるときからというのは、幼児を見ていますとよくわかるのですけど、四歳をちょっと超えたぐらいから、自分が相手だったらという考え方ができるようになります。それ以前の子供は自分しかないから、ある意味で自己中心です。だから、自分が相手だったらという交換ができないんですよ。そこでも、「同じ」がない。それで、物に関して「同じ」がないのが動物ですから、何と動物は交換という行為ができないのですよ。

お金の基本は「等価交換」

私は、動物に教えてあげたいことがあるとすれば、いつもこれですよ。どういうことかといったら、サルに「ウサギの死んだのがあったら拾ってこい」と、犬には「キュウリが落ちていたら拾ってこい」と。それで、「お互いに取りかえろ」と教えてやりたいですね。そういう動物マーケットというのがあると、動物が非常に暮らしやすくなるなと私は思うんです。それぞれの動物が、自分は要らないけど、ほかのやつは要るだろうなと思うものを拾ってきて交換する。それでしょう、人間がやったことは。動物は気の毒に、これができないんですよ。その根本を考えてみると、「イコール」がないからです。だから、レヴィ=ストロースのような文化人類学者は「人類世界は交換から始まる」と言うのですが、私に言わせればイコールから始まる。人間同士の間にイコールがなり立ったときに、交換という概念になる。「両方とも」なんていう言葉がありますけど、それはそれから派生した、はるかに末端の概念だと私は思っています。「お金は、だからイコールだよ」と言うと、そんなこと聞いていませんよ、と日常生活をやっている人は言いますよ。日常生活でお金の根本は何かと聞いたら、「あるか、ないかだ」と言う人が九割九分ですよね。そういう世界でこの話をしたって通じるわけがないと僕は思っていますけど、論理的に言えば実は等価交換ということがお金の基本にありまして、それが人間しか持たない、人間の意識が持った能力なんですよ。

そこから、もっと困ったことがいっぱい起こるのです。さっき言いかけて話が横へ行っちゃったのですけど、感覚でとらえる限り同じものはないのです。感覚でとらえる世界でいえば、例えば瓶が幾ら並んでいたって全部違うわけでしょう。違うということがわからない人には、私はペンキで番号振ってやろうかなと思うのです。十本並んでいるボトルに、ペンキで一番から十番の番号を振ったら、違いがはっきりわかります。そういうことでしょう。そうすると、「同じ」という言葉は日常的には使えないということなんですよ。唯一使える状況は何かというと、この教卓はきのうと同じ教卓だと、これは言えますね。だから私は今、わざわざ教卓にさわった。何でさわったかというと、厳密に分析すると、きのうに比べて私の油が余分についているので違っています。感覚の世界ってそうなるんですよ、理屈でいうと。だから、きのうあった教卓は、驚くなかれ実はどこにもないのですよ。だから、本当は比べようがないんですよ、厳密には。だから「同じ」ってものすごく抽象的な概念だということにお気づきいただきたいのですよね。「同じ」というのは、時間的に変わらないという意味を含んでいるのです。

時間の経過とともに変化しないものが「情報」

そうすると、もう一つわかってくることがあります。例えばギリシアの哲学者ヘラクレイトスは「Ｐａｎｔａ ｒｈｅｉ（パンタレイ）」つまり「万物は流転する」と言ったというのですが、私はヘラクレイトスに会ったら聞きたいことが一つある。「あんたは万物は流転すると、ギリシア語で『パンタレイ』と言ったよな。あんたが死んで二千年以上たっておれはここに来たんだけど、あんたの言った言葉は二千年以上変わっていないんだけど」って聞きたいんですよ。『平家物語』は「諸行無常」と書きましたが、それから七百年以上たっているのに『平家物語』は一言半句、変わっていないんですから。それを我々は「情報」と定義するということがわかります。時間の経過とともに変化しないもの、同じものこそが情報というわけです。写真を撮ったら、その時のまま同じなんですよ。情報なんです、写真は。二十年前の私の写真がありますけど、私とはわかりません。七十年前の写真に至っては、私からすれば全くの赤の他人です。赤ん坊ですからね。「どこが赤ん坊だよ、単に白髪のジジイじゃん」と皆さんは思うでしょう。でも、それを赤ん坊のまま残しているのが情報なのですよ。

それで、現代の病のほうがおわかりいただけます。私は現代の最大の病はこれだと思います。「私は私、同じ私」。もし時間とともに自分は変わっていくけれども、変わっていかない本当の自分があるという考え方を採用するなら、時間とともに変わらない本当の自分というのは情報としての自分にほかならないと、私流に言えば、そういう結論になります。人間が自分を情報と定義したら、情報化社会がやって来るのは当たり前だという結論です。では、なぜ「私は私、同じ私」なのか。さっきからずっと「同じ」ということを申し上げたのは、単に枕にすぎないのであって、「意識」という働きですよ。この働きが「同じ」という働きを含んでいたら、自分自身については同じと言うに決まっているでしょうということです。だから「私は私、同じ私」。これが哲学で言う自己同一性ですよね。

自分なんていかに当てにならないものか

議論というのはどこかから始めるしかない。大前提から始めるとすれば、私はデカルトが「我思う、故に我あり」と言ったのを、もう少し別なふうに言いかえる。「我思う」と言っているのは意識で、その意識は「同じ」という働きを持っていますから、意識というものが生じた瞬間に「同じ」が出てしまう。その意識が、自分自身を同じものだと言うに違いないので、だから皆さんは「私は私、同じ私だ」というふうにかたく信じているのですが、これが正面を切って歩いてしまいますと妙な世の中になります。これが現代なんだろうと私は思っています。

もう一つ申し上げたいのは、仏教は何と言っているか。仏教はこんなことは言いませんよ。特に禅はそうですね。「無我」でしょう。本当の自分とか、自分探しとか、若い人が言っていることのほうが、はっきり言って現代の迷語そのものだと思っています。七十年生きてくれば、自分なんていかに当てにならないかぐらいわかっております。明日になれば意見が変わるんですよ、私は。そんなこと女房に聞いたらわかります(笑)。でも、それを「育つ」「学ぶ」と言うのですよ。「私は私、同じ私」と思ったら、以降、進歩がないというのはわかりますよね。しかも、その同じところが一番大事なところだと思っているのだったら、一番大事なところが決まっているのなら、それ以後の人生の間じゅう変わらないのだから、生きている意味ないでしょう。もう死んでください。一番大事なところが実現されちゃっている私であれば、どこに生きている意味がありますか。だから、「お坊さんの話を聞いてください」と私は言うのですけど、最近はお坊さんのほうが「私は私、同じ私」と思っている可能性があるので（笑）。まあ、それはいいです。人間いろいろありますから（笑）。

〔Q＆A〕

――先生が最後におっしゃった「私は私、同じ私」について、それを見つめられる自分と、変わらない自分というのがあるのではないかなと思ったのですが。

養老　それは「メタ」と言うのですね。抽象的なレベルを一つ挙げるということです。それはよくわかるのですが、それを繰り返していきますと何が起こるかというと、僕がよく例に出すのは大きいリンゴ、小さいリンゴ、日本のナシと西洋ナシの四つがあるとします。大きいリンゴと小さいリンゴは言葉にすると「リンゴ」とまとめられますし、西洋ナシと日本のナシでは「ナシ」とまとめられるのです。ここで意識が何をしているかというと、「同じ」という働きを一回使っているのです。これを、もう一回使うと「果物」になるんですよ。よろしいですね。実はこれ、何回でも使えるのです。「同じ」を繰り返し使っていくと、宇宙の森羅万象を含めて一番上に一個の概念ができるはずであるということが予測できると思うのです。これを神様として拝んだら唯一絶対神ができます、宇宙のすべて

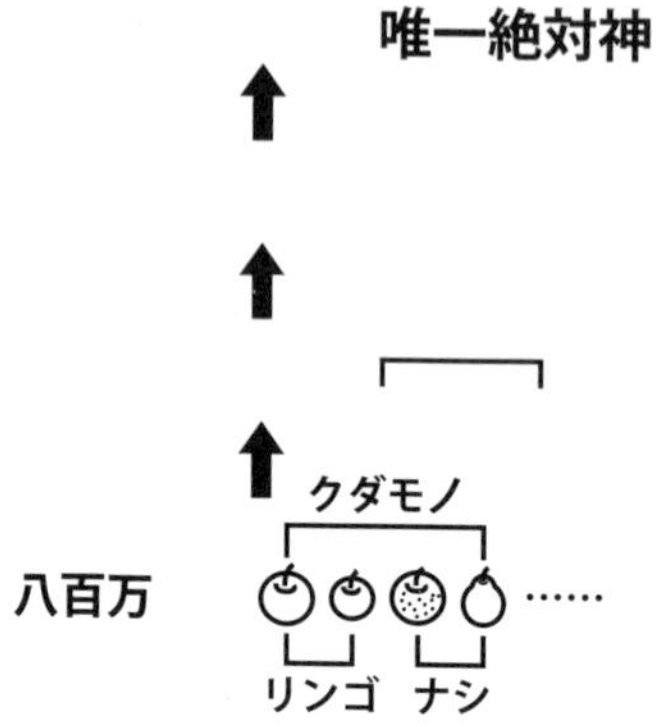

を含んでいて。だから概念を詰めていったところで成立するのが絶対神の神なんだと私は思っております。これは完全に意識的なものです。私が日本的なものとして考えているのは、リンゴやナシの側に神様を置くとどうなるか。感覚で言っている事物は無限にありますから、何と神様が八百万(やおよろず)になっちゃいます。人間って両方の世界を持っているのですよ。「同じ」にしていく、抽象の階段を一つ上げていくという考え方を詰めていきますと、最

後には絶対神に行く。
キリスト教がだめとか私は言っているのじゃないですよ。同じキリスト教でもカトリックになると、ほとんど仏教のお寺じゃないかというぐらいの教会ばっかりですから、人間って同じことをしているなという気がするのです、それでいいんだと思うのですね。

――自分を見るときに、例えば二枚の鏡の間にあるロウソクのように自分を見ていくというようなことを考えた場合、無限にその鏡に映った映像が反射していく。または地図の中に自分を書き込むというようなことをした場合も、地図を見ている私の地図の中にいる私というふうに無限に続いていって、それは大変苦しい不可知論のようなものになって、それは、私の時代の若者にとってはとても苦しいことだったんです。八百万の神は一種の救いがあるのですけれども、そういう形の二枚の鏡の間のロウソク、または地図の中の私を見ていくような考え方の構造の中で、それに歯どめがかかるといいますか、安らぎを得られるといいますか、そういうヒントをいただけたらと思います。

養老　今の例えは、実は自分の感覚ではわからないのですね。つまり、今の考え方、ここに無限に自分をダーッと見る。これは私にとってはホラー映画の一場面にしかならない。大体、私は一枚の鏡で見る気はないのです。鏡に映った自分の顔って、自分の顔じゃないってご存じでしょう、左右が逆転していますから。だから本当に自分の顔を、他人が見ている自分の顔として見たいのだったら、三面鏡が正しいのでしょう。女性はさすがにわかっていますから、三面鏡を使うのですね。

普通、顔は左右非対称ですから、鏡で見た自分は左右が逆転していますので、その顔を見る人は鏡に映った自分を見ている意識はないんですよね。でも、そこだけで鏡というのは魔物だということがすぐわかってくるので、だからノーベル賞をもらった朝永さんが「鏡に映ると左右は逆転するけど、なぜ上下は反転しないんだ」という異論を出して、これは論理的に結構難しい問題なんですね。だから、そこに入り込むと僕なんか、ある種の問題に入っていくとハマるなというのがわかるのです。ハマる問題には入らないようにする。

最初に申し上げましたけど、意識の問題ってタブーだと言ったのは、多くの人が「それに入るとハマるよ」と忠告した。でも、それは違うと思うのです。だけど今のような例は、僕はハマると思うのですね。何か知らないけど、直観的にわかるのです。それに入っていっちゃうと、何と言ったらいいんですかね、はっきり言うと不健康というふうになると。だから逃げようという人はどうすればいいか。極めて簡単で、「外へ出なさい。森に行きなさい」と。森に行った途端に、鏡は要らないんですよ。それを、よく言う言葉で「自然と一体化する」と言います。抽象的な言い方ですけど、自分がその一部になってしまうと、鏡に映った自分は要らないんですよ。自分は全体の中の一部ですから。人間って、例えば森とかああいう自然の中に入ると、「私は私。同じ私」というその「私」が消えるのですね。

上手に私を消すために私は何をしているかというと、虫を採っているんですよ。虫を採っているときは、自分自身がある意味で虫になっているのです。なぜなら自分が虫にならないと、虫がどこにいて、どういうふうに動くかわからないからです。なれるわけはないのですけど、でも、あの雰囲気にいて虫をじっと見ていますと、自分がある程度虫になったという意識があるわけです。ですから虫がどこにいるかを、私は皆さんよりはるかに上手に見つけると思います。それはに経験ということが当然入っているのだけど、それだけじゃなくて、やっぱり自分が虫になるというノウハウを知っているからですよ。じゃあ、そのノウハウを口で説明できるかというと、面倒くさい。大体、そんなことだれも聞きません。「おれが虫になってどうする」と言うわけですから。上手に避けるということは、僕は成熟してくるということと、ある意味で同じじゃないかと思っているのです。

ついでに言っておきますと、今は「不安です」というのは元気になる時代ですよ。なぜかと言ったら、「役所がこれこれこういう対策を打ちました」と言うと、「そんなことでは不安です」と怒る人がいるから。そういう人は、自分が不安でない状態にいることを元気だと思っているわけです。しかし、不安のない人と僕は一緒に暮らしたくないですよ。不安のない人と一緒に旅行なんかしたら、えらいことだと思うのです。どこに行っちゃうかわかりませんからね。ジャングルなんかに行くと大変ですよ。毒ヘビにかまれたり、ゾウに踏みつぶされたりする（笑）。そんなことで、「不安です」と言っている人はちょっと考えていただいて、成熟するとだれでも不安なんだよということをまず認める。その不安といかに同居するかということを覚えていくのが成熟するということであって、不安だから云々って、それは不安をある意味で悪く認めてしまうことです。じゃあ、よく認めるってどういうことかというと、不安であるという状態は当然ですよと。だけど、その不安だけで人生行くわけじゃないでしょう。上手にそれをなだめてやるというのですかね、それを自分なりに覚えていく。その場合、人のやり方は通用しませんよ。自分なりのやり方でないとだめなんです。そんなふうなことと似ていると思うんですね。

――脳科学では「意識」という言葉はタブーであって、もっと脳科学が進歩したら研究していいよと言われた、とおっしゃられていましたが、今は「意識」というのを論文に出そうとは思っていらっしゃらないのでしょうか。

養老　そうです。それはどういうことかといいますと、何でもそうですが、日本風に言うと世間の約束事というのがあるのです。最近の事件でいえば、自衛隊の偉い人が論文を書いたと問題になりましたが、要するにそういうものはみんな、ある形式的な問題になって、私の今のこういうふうな考え方で学術雑誌に論文を出すことは多分通りませんというのがわかっています。私が唯一書いた論文は虫の論文です。これはちゃんと通ります(笑)。それも、ある約束事があって、その約束事を私はちゃんと無条件に認めていないものですから、ですから虫の論文は書こうと思えば自由自在に書けますが、脳科学とかそういう、ある意味で自分の考えの本質にかかわることは、ある決まった形式では書けないとわかっていますから、論文ではなくて単行本にするのです。そこは相当難しいところにかかっているのですよね。私が大学にいたときからずっと悩んでいたのはそのことなんです。

つまり、どこにも世間というものがあって、世界じゅう見渡しても世間なんてそう変わりません。科学者になればこういうことは言っていいし、こういうことは言ってはいけないと。だから、ある表現をすると「科学者ともあろうものが」と、こう来る。その「ともあろう」なんていう言葉があるということ自体が、既に言ってはいけないことがあるということですよね。それと同じで、論文を書くにもちゃんとした形式があって、私があることを考えて叙述していくときに、それはある形式に乗せなければいけないという約束事があるんですよ。それを壊すなら、壊すだけのことをしなきゃいけない、こっちは。言ってみれば反抗するわけですから。そこでのエネルギーを普通は避けたいのですよ、偉い人は。まあ世間の約束は約束で認めて、一応それに合わせる形にしておこうと。やっていますでしょう、皆さんも、それも毎日。その典型は事務的な書類じゃないですか。大学で事務的な書類がどんどんふえていったときに、私も随分思いました。あ、これは大学の人間を、ある意味では殺していくやり方だなと。

事務の書類って、初めに項目が決まっているのですから、そこにはめて書かなきゃいけない。でも、そういう項目を決めること自体、どういう項目を採用するかを考えることはだれがやるのかと。だから、「書類ぐらい出してくださいよ」と言われると、僕は頑張って出さない処理をやったのです。なぜなら、去年と同じだから私は出さないと。余計な話をしますけど、その典型が扶養家族の届けです。扶養家族控除というのがあって税金に関係するから出せと。言われたときに、去年と同じだから私は出さない、「去年と変わったら出しますから」と言った。そうしたら、報復ですよ。どういう報復を食らったか。保険料を払っているのに健康保険証をくれないんですよ、大学が（笑）。僕は七年間、健康保険証なしで生きてきた。以後、その癖がついていますから、医者にはかからない（笑）。日本は非常に医療のアクセスがいい国だって、あれはうそです。うっかり、わずかでも事務に反抗すると、医療へのアクセスを禁止されますよ。反抗しないという条件のもとでフリーアクセスになっています（笑）。まあ、このへんにしておきましょう。

第2章　精神医学からみた脳と心——脳が先か、心が先か——

滝川一廣

心と身体

新約聖書に「心は熱すれども身体《からだ》は弱きなり」の言葉があります。明朝には役人たちが自分を捕らえにくるその晩、イエスはゲッセマネの丘で祈りを捧げます。イエスの弟子たちは師をお護りするのだと意気込んで付き従っていながら、疲れからか夜明けも待たずに眠り込んでしまいます。それをみてイエスがつぶやく言葉ですね。

このように自分たちのあり方を「心」と「身体」とに分けるとらえ方は古代からのものでした。現代の私たちにも馴染みのもので、「今日は身体の調子が悪い」「今日は心が晴れない」など、心と身体を分けていますね。私たちにとって実感的でわかりやすく、ぴったりくるとらえ分けだからでしょう。

これからその議論に入ってゆくことになりますが、「ほんとうはそんな単純に分けられないぞ」とこの分け方に疑問を投げかけたり否定する哲学者や科学者はたくさんいます。実はたいへんややこしい問題がはらまれているからです。けれども、その哲学者や科学者といえども、日々の暮らしでは「体調がよくない」とか「心が晴れない」といった感じ方や言い方を（うっかり）しているにちがいありません。これほど、この分け方は私たちに深く根づいています。

精神医学誕生の背景

精神医学の立場から「脳と心」を考えるのが私の課題ですけれど、意外かもしれませんが、正統的な精神医学は、「精神」医学であっても、「精神（心）」はあんまり扱わないのですね。これにはわけがあって、精神医学の歴史を振り返る必要があります。

西洋ではヒポクラテス、東洋では耆婆扁鵲《ぎばへんじゃく》など古代の名医が知られているように医学の歴史はきわめて古いものです。すでにヒポクラテスは「思考は脳で行われる」と考えていたといいます。しかし、長い医学史のなかに精神医学が登場したのは極めて新しく、一八世紀末、近代社会になってからでした。精神医学とは、西欧近代社会の成立とその社会を支える近代的人間観を母胎として初めて生み出されたものだったのです。

中世までの西欧社会では、人間とは無智で蒙昧で罪深く、なんらかの超越的・絶対的な存在（すなわち、神）の加護や導きや裁きなしには生きられない存在と考えられていました。これはつまり自分たちの心を非合理なものとみる人間観ですね。自分たち人間の心とは非合理なもので、その心の考えたり感じたり意思したたままに生きていたら人間は道をまちがえてしまう。だから、超越的・絶対的な唯一の存在（神）への従属（帰依）こそが人間の生きるべき道なのだというのが中世社会の根本思想でした。

なぜそうなったかは省きますが、一八世紀になってこれがひっくり返されて、人間とは何ものにも従属を強いられない自立した自由で主体的な個人なのだという新たな人間観が生み出されました。私たちも基本的にこの人間観でやっているでしょう。この理念が社会システムに反映されれば、絶対君主を廃し、国民自身が主権を分かちもつ民主主義になりますね。この大転換がラジカルに試みられたのがフランス革命（一七八九）で、そんなわけでフランス革命は近代社会の扉を開いた大きなエポックとして世界史に必ず出てくるのです。

この人間観に立てば、人間の心とは本来的に合理的（理性的）なものとされます。自分たち人間は、決して無知蒙昧な存在ではなく、合理的に考え感じ意思し、まちがわずに自力でやってゆける力があるとの前提がなければ、自由も主体性も成り立たないからです。近代社会のシステムは、すべてこの大前提のうえに作られています。

ところがこの人間観をうち立ててみますと、あらためて人間の非合理なふるまいが問題として浮かび上がってきました。この人間観とは裏腹に、社会的にみて明らかに非合理（非理性的）なふるまいを示す者が少なからずいるからです。一つ目は子ども。子どもは理屈にあわないとんでもないことをしでかします。二つ目は犯罪者。かれらは合理的な社会ルールをわかっていながら破ります。三つ目が、それまで狂人と扱われていた人たちでした。これらをどう説明したらよいのか。うまく説明できないと「人間は合理的な存在」という近代社会の大前提が崩れてしまいますね。

そこで近代になってこれらを研究する学問が生まれました。子どもにはまず「教育学」、次いで「児童心理学」、犯罪者には「犯罪学」、そして狂気に対しては「精神医学」というように。この三種類の非合理に対して、子どもの非合理さは成長途上の未熟さととらえて庇護と教育の対象としよう、犯罪は承知の上で（自己責任で）合理を破った行為ととらえてペナルティの対象としよう、狂気は疾患ととらえて医療の対象としよう、そうすれば人間本来の合理性を獲得ないし回復できるはずだとする考え方がうち立てられました。これによって「合理的な存在」という人間観とそれに基づいた近代社会のシステムを護ったのです。

精神医学の考え方

近代的人間観に立てば、人間の心はあくまで合理的なはずで、それ自体に非合理が宿ることはありえぬ理屈になります。そこで、もし非合理にみえる心の現象（狂気など）が現れたとすれば、それは心自体の異状ではなく、心のはたらきの土台の「脳」に異状が起きた結果とみるのが精神医学の主流で正統的な立場となります。この考えは一九世紀ドイツの精神医学者グリージンガーの言葉とされる「Geisteskrankheiten sind Gehirnkrankheiten.（精神の病は脳の病なり）」という簡潔な標語で知られています。ただし、精神医学は一枚岩ではなく、「いや、人間の心はほんらい非合理なのだ」という考えに立つ精神医学も少数派ながら伏流としてありますけれど、ややこしくなるので今回は触れません。

そんなわけで精神医学者は「脳」を考えればよく、「心（精神）」を考える必要はない（心自体の病気は存在しないはずだから）というのが正統的な精神医学の立場です。精神医学は、精神疾患を症状によって分類し、それと脳との対応を肉眼レベルや光学顕微鏡レベルで調べる学問として始まりました。これが現在の脳科学の源流です。失語症と大脳左半球の言語中枢との対応を明らかにしたのが最初の成果でした。皆さんに身近な例を挙げれば、お財布の野口英世は、当時、精神病院の入院患者の三分の一から四分の一を占めていた進行麻痺と呼ばれる精神疾患がトリポネーマ・パリディム（梅毒スピロヘータ）の脳内感染だと顕微鏡下に証明した業績（一九一三）で紙幣になったのです。躁うつ症状や幻覚妄想がみられ、さらに知能低下が進んでゆく重い精神疾患でしたが、この発見により治療法が開発されたのです。現在の脳科学は電子顕微鏡レベルから分子生物学レベルにまで達した精緻なものになっていますけれども、基本的なコンセプトは同じですね。

さて、そんなわけで正統的な精神医学の立場からは「脳と心」という課題は以上でおしまいです。それではあっけないし、私は必ずしも正統精神医学の徒ではありませんので、もう少し考えてゆきましょう。

心の定義

脳とはなにかと問われたとき、脳は物質的な実体なのでとりあえず「これが脳です」とそのモノを提示することができます。これに対して、心はそうした提示ができず、代わりに「これこれを心と呼びます」と定義を示すほかはありません。実体を指し示せるものだけが現実的な存在だとする見方を採れば、この段階ですでに「心」なんて存在しないことになりますけれども……。定義とは、いわばこちら側の「考え方」や「決めごと」なので幾通りでもありうるものです。その意味で「脳と心」の問題は、半ば以上、「心」の定義次第となります。ここでは以下のようなものと定義してみましょう。

冒頭にイエスの言葉を引きましたが、私たちの日常の生活意識においては心の存在はほとんど自明です。私たちは、自分が現に考えたり感じたり意思しながら生きている事実を体験的に疑えないからです。いや、疑うこともできます。哲学などはそこを疑うところから始まるみたいなとこがありますね。しかし、その「疑う」ということ自体、考えや感じや意思のはたらきとしか言いようがないでしょう。ここでは、このような体験事実の世界を「心」と呼ぶことにします。

それと同時に、このような体験事実を私たちが「疑う」こともできるところにこそ、心が心である本質がみてとれるかもしれません。犬や猫だって考えたり感じたり意思して動いていましょう（犬猫に尋ねたわけではないけど、たぶん）。その意味では犬や猫も「心」をもっています。ただしちがうのは、犬や猫はそれを「疑う」という心のありようはもたないことです（たぶん）。犬や猫は考え・感じ・意思したことを対象化することなく、ただそれらの促しのまま行動することによって、すなわちそれらをじかに（無媒介に）身体化することによって生存活動をしています。

これに対して私たちの場合、考えたり感じたり意思することがそのまま（無媒介に）身体化されるとかぎらず、考えたり感じたり意思したこと自体をあらためて考えたり感じたり意思するところに人間固有の「心」という体験世界が生まれてきたと考えられます。私たちが自分のあり方を「心」と「身体」とに分けることができるのは、このためでしょう。

犬や猫はそんなとらえ分けをしてはいないことしょう（たぶん）。

心という体験世界

私たちが私の「心」として感じ取っているこの体験世界を考えてみましょう。まず第一に、これは個人の身体の内側、つまり一個の脳の中で体験されている現象です。だから、私がそれを身体を使った行動を通して外に表さないかぎり、私がなにを考え・感じ・意思しているか、つまり私の心は私以外の者には決してわかりません。よく指摘されるように私がいま知覚しているこの薔薇の「赤」の色がほかの人にもまったく同じ色に知覚されている保証はありません。私が感じる「痛い」という感覚と他の人が感じる「痛い」という感覚が同じかどうかもほんとうはわかりません。心とはめいめいの脳の中で独自なものです。

この意味で、心という体験世界は個人個人の抱くまったく私的な主観の世界といわねばなりません。身体がひとりひとりに分かたれるごとく、心もひとりひとりに分かたれた世界です。こうした体験事実がひとりひとり「自立した個人」という西欧近代的な人間観や個人意識の土台をなしているのかもしれませんね。主観的な世界とは、別の言葉でいえば、その個人によって主体的・能動的にとらえられたその人固有の世界です。

ただし例外的な現象として、考え・感じ・意思が自分の内で主体的・能動的に生起するのではなく、外から侵入的にやってくるというきわめて非主体的・受動的な体験が起きることがまれにあります。精神医学はそれに「思考吹入」「操られ体験」等の名を与えて精神疾患の症状とします。考え・感じ・意思はあくまでその個人（脳）の内部で生れるはたらきで、それが外からくるなんて科学的に非合理だからです。同じく、自分の考えや感じや意思が（行動を通して表さないのに）まわりの人たちに直接伝わってしまうという体験が起きることもあります。精神医学は「思考伝搬」「筒抜け体験」等の名を与えて、やはり精神疾患のもたらす病的現象に数えます。人と人との中枢神経系は繋がり合っていませんから、その活動がそのまま他人に伝わるなんて、やはり非合理だからです。まわりに尋ねてみても実際にその人の心が自分にじかに伝わってくると言う者はだれもおらず、客観事実にも反しています。しかし、こうした体験が本人にとっては紛れもない実感性・明証性を帯びて生じることがあるわけですね。

正統精神医学ではこれらを「脳の故障」の結果生じる誤った実感、すなわち病的な体験だと説明します。しかし、このように客観的にはありえない現象が、個人の主観世界ではきわめて実感的に生々しく体験されうること自体、心という体験世界がいかに個々人の主観の世界であるかを示していると言うべきでしょう。

心のもつ共同性

ところが第二に、心は右のごとく個人（脳）の内でそれぞれに生じる主観の世界でありながら、一方、この体験世界は脳の外へと社会的・共同的なひろがりをもっています。私が私の考えを話せば、その内容は他の人たちにもほぼ伝わります。私たちは他の人が書いたり話したりした言葉をわがことのように深く共感する体験すらもちます。私が「赤い」と知覚している薔薇は、まずまちがいなく他の人も「赤い」と言います。脳は別々なのになぜこういう共有が当たり前のように起きるのか。不思議といえば不思議な現象で、哲学では「間主観性」と呼んで大きな考えどころとしています。

私の脳が主観的に体験しているものが別の人の脳が主観的に体験しているものとの間で共有可能なのはなぜだろうか。心と心が深く共感しあったり、激しく対立しあったりできるのは「共有」があるからですね。これへの自然科学的な説明は、①私たちが生活しているこの世界（外界）は私たちの主観（内界）を超えて存在する客観普遍な（だれにとっても同じ）世界で、私たちはその客観世界を共有しており、主観とはその反映であるから、②考えたり感じたり意思する心のはたらきの基盤（ハードウェア）となる身体（脳）の物質的なメカニズムもだれの身体（脳）でも同じだから、ということになりましょう。というか、そうした世界観を前提とした認識の体系を「自然科学」と呼ぶのかもしれません。

けれども、この説明には問題点が潜みます。各人の主観を超えてだれにも同じな客観世界が存在しているかどうかは実証できないという問題です。そういう客観世界を想定するにはいわば「神の視点」が必要で、近代以前ならそうした世界の存在は証明するまでもなく自明だったでしょう。しかし、私たちは個々の脳の主観的な体験によってしか世界をとらえられないため、この世界がほんとうに個人の主観を超えた客観的な存在かを確かめるのは不可能なのです。もうひとつ問題点は、客観普遍な（同じ）外界のあり方が脳の（同じ）メカニズムを介して反映されるのが心の世界だとすれば、近代的人間観が拠って立つ人間の主体性・能動性はどうなるかという問題です。人間の主体性とか能動性とは一種の幻影（錯覚）だという議論もありえますけれども。

結局、私たちがひとつの体験を、これは単に自分だけの主観ではなく、「客観性」をもった体験だとどこまで見なしうるかは、ほかの人の主観もその体験に合意をし、確かにそうだという確信が一致する度合いの強さによっているとしか言えません。たとえば、私が「赤い」と見る薔薇は他の人もまずまちがいなく「赤い」と言うからには、この薔薇の色が「赤」なのは（たぶん）客観事実とみなしてよいだろう。頭の中の「考え」が勝手に他人に伝わって筒抜けになるのは自分にとっては実感的に紛れもない体験でも、まわりの人にそう訴えても首を傾げられるか、あり得ないと言われる。とすれば、この体験は（たぶん）客観事実とはみなしがたいだろう。単純にいえば（突っ込めばややこしい問題がいっぱいありそうですが）、とりあえず以上のようなことになります。

すなわち、「客観」とは人間の外に存在するものではなく、人間同士の関係のなかに存在する何物かです。私たちの心の世界は、個々の脳内での主観世界でありながら孤立した世界としてはありえず、さまざまな脳がもつ主観同士が社会的・共同的に関係し合って生起している体験世界たらざるをえません。つまり間主観的な世界で、この意味では「心」は脳の内ではなく、脳の外、すなわち社会（共同性）のなかにあります。

脳の地図

さて、以上のごとく「心」をとらえたうえで脳との関係を考えてゆきましょう。

脳科学は、考えたり感じたり意思する心の活動と神経細胞の電気的興奮や脳内物質の代謝など脳の物質的な活動との間の対応関係（相関）を追究してきました。さまざまな精神機能と脳の諸領域との対応をマッピングしたものを「脳地図」と呼び、脳科学はその地図を詳しく描き出しています。しかも、現代科学は脳の物質的な活動をモニターして、カーナビが車の動きを道路地図上にたどるみたいに精神活動を脳地図上にリアルタイムでたどる技術を生み出しました。神経伝達物質の動態を分子レベルで探る研究も向精神薬の研究開発と連動しながら進展を続けています。脳がわかれば心がわかる、人間の心の現象はすべて脳の物質的な現象として解き明かせるはずだと弾みがついて、これがいまの脳科学ブームですね。

ところが精神医学的には、大きな謎がひとつあります。脳科学がこんなに進んだにもかかわらず、しかも「精神の病は脳の病」という想定のもとに精神医学者が熱心に研究し続けているにもかかわらず、統合失調症や気分障害（そううつ病）などの代表的な精神疾患を脳の所見や物質的な検査に基づいて診断することが、なぜか、いまだにできないのです。いや、この二大疾患のみならず、ほとんどの精神障害は脳の所見や物質的な検査からは診断が下せず、「症状」に頼って下されているのが実情です。現在用いられている精神障害の国際標準的な診断基準（「ICD - 10」「DSM - Ⅳ」）は、さまざまな症状の組み合わせリストだけからなり、脳の所見は基準にまるで入っていません。

これは驚くべきことです。現代医学では「症状」から病気を分類したり診断する方法はとりません。症状の多くは「痛み」など主観的なもので自然科学的な確かさに欠けるからです。客観的な症状も「発熱」など特定の疾患とかぎらず多種類の病気で非特異的にみられるものが多く、診断の根拠としては不確かです。そんなわけで現代医学は症状に頼らず、その疾患の病因や病理と特異的に結びつく客観所見を物質的な検査によって見いだす方法で診断を下します。病院へいくとさっそく「検査」となるでしょう。この方法で「これは○○病である」という高い確信の一致を得るわけですね。身体疾患の大部分はこれで診断可能です。ところが精神疾患ではなぜかそれができず、やむなく主観的だったり非特異的だったりする症状に頼って、つまり現代医学が捨てた方法によって診断されています。脳科学の長足の進歩にもかかわらず、どうしたことでしょう。

言ってみれば、精緻な脳地図が描かれるようになったけれども、精神疾患の多くはその地図上に所在地がぴたりとつかめないのですね。これは地図がまだ不完全なせいで、さらに詳細な地図が完成すれば「ほらここ」と指し示せるようになり、脳の所見による精神疾患の診断が可能となるのでしょうか。それとも地図が詳しくなればなるほど複雑に入り組んだ迷路が浮かび上がってきて、単純に「ほらここ」と言えるものではないことがむしろはっきりしてくるのでしょうか。この問題のうちに心と脳の対応関係（相関）とはいかなるものかを解くヒントが隠れているかもしれません。

脳が先か、心が先か

自分たちのあり方を心と身体に分けたところからは、当然、では両者はどんな関係か？の問いが生れます。「心身問題」といって古くから哲学のテーマでした。脳科学はその身体から脳を取りだし、それと心との関係をできるだけ自然科学のルールに則って追究して確信の一致を得ようとする学問です。

心―身においては「心は熱すれども身体は弱きなり」でもわかるように両者はしばしば対立的にとらえられます。両者の対立が克服された「心身一如」こそ究極の理想とする思想もあります。それほど心身が矛盾なく一致するのは難しいのでしょう。

しかし、心―脳においては両者が対立的にとらえられることは基本的にありません（まあ、勉強が苦手で「心は熱すれども頭は弱きなり」くらいでしょうか）。脳と心とが対立していたら大変でしょうね。そこで脳科学は、脳の物質的な活動がどんな心の体験として現れるのか、心の体験の背後にどんな脳の物質的な活動がおきているのか、つまり心―脳を「対立」ではなく「一致」の視点からもっぱら追究してきました。その成果については脳地図のところでお話しいたしましたね。脳科学は心のはたらきと脳の活動との直接的な対応性（相関性）を多くの局面で明らかにし、脳地図とは両者の相関図にほかなりません。

さて、相関性が明らかになれば、次の問題は両者の因果関係です。考えたり感じたり意思したりの心の体験と脳の物質的な活動とが確かな対応性（相関性）をもつとすれば、どちらがより先か（元か）の問いが出てきます。

①心が先（元）でそれが脳を介して身体の活動となってこの物質世界との関わりを生み出しているのか。②脳の活動が先（元）でそれが物質からなるこの世界に心という人間固有の観念世界を生み出しているのか。③両者は「鶏と卵」のようにどちらが先でもあり後でもある循環構造をなしているのか。それとも、④先も後もなく両者はまったく同時で表裏一体の現象で「心脳一如」なのか。

これらのどれが妥当かは決着の難しい問題で、このあたりに分け入ってゆくと脳科学も哲学色を帯びてきます。当然ながら脳科学の立場では心のはたらきはどこまでの脳の機能と考えますから、①心が先、は原則採りません。考えたり感じたり意思したりの体験は脳の物質的なプロセスから生じるという考えが明確で、この点では割り切れていますが、それでもすっきりしない問題にぶつかります。たとえば次のような問題はどうでしょうか。

私たちは赤い薔薇を目にすると同時にそれを「赤」ととらえるのではなく、実は〇・五秒ほどの時間がかかります。眼に入った刺激が脳の視覚中枢まで神経回路を伝わってゆくには時間がかかるからですね。脳の視覚中枢に刺激が届いて神経興奮が起き、そこで初めて私たちの心は「赤」を感じるわけで、こうした前後関係からとらえれば、知覚においては明らかに②脳が先と言えそうです。

次に赤い薔薇がきれいなので手に取りたいと意思したとします。そこで手を伸ばします。しかし、意思と同時に手が動くのでなく、意思してから運動神経が興奮して手が動くまでにわずかながら時間差があります。やはり神経伝達のためで、これは薔薇を「赤」と知覚するのに時間差があるのと同じです。ただ、知覚は受動性の高い体験で、その薔薇を目にした者ならだれしもがみな「赤」を知覚します（せざるをえません）。これに対して、意思はそうではなく、同じ薔薇を目にしてもだれもが「取ろう」という意思を起こすわけでありません。取ろうとする人もしない人もいます。また、同じ人が同じ薔薇を見てもいつも必ず取るとは限りません。知覚と違い、意思は個々人の自由な能動性・主体性を大きく備えています。薔薇を取るかどうかはそのつど意思が決め、それが脳の運動神経に興奮を引き起こしたり起こさなかったりするのです。①心が先、という考えの土台には、おそらくこうした事実があるのでしょう。

リベットという脳科学者が、意思が行動（運動）を引き起こすまでの時間的プロセスを精確に計測する実験を行いました。すると次のような意外な結果が見いだされたのです。

私たちが意図的に身体を動かすとき、動きがはじまるよりも〇・五秒ほど前に大脳皮質に電気的興奮が起きることが知られています。これを「準備電位」と呼びます。この準備電位が発生して約〇・五秒を経てはじめて身体が動くのです。反射的な運動や自動的な運動ではなく、意思にもとづく随意運動では必ず準備電位が発生します。そこで意思してから手が動くまでの時間経過をモニターしたとすれば「意思する→脳に準備電位が発生→（約〇・五秒後に）手が動く」という順序が予想されますね。

ところがリベットが測定装置を使って意思から手が動くまでの過程を調べたところ、意思するよりおよそ〇・三五秒も前に準備電位が発生することがわかったのです。手が動くのは意思してから約〇・二秒後です。すなわち予想とは逆に「準備電位が発生→意思する

→手が動く」という順序だったのです。私たちが手を動かそうと（自覚的に）意思するより前に脳はすでに手を動かし始めていることを意味しますね。まさに脳が先で、脳科学の考えが裏打ちされたとも言えますけれども、これをどう説明するか、脳科学者の間で大きな論議を呼びました。論議の決着はまだついていないのではないでしょうか。

リベットの実験結果がもたらした衝撃はわかりますね。「自由で主体的な個人」という近代的人間観を覆すものだったからです。近代以降、人間とは自らの意思によって主体的に行動する（しうる）存在と考えられてきたけれども、実は心（意思）よりも先に身体（脳）が行動を決しているのだ。人間の意思とはその「追認」に過ぎず、それを私たちは自らの意思で行動しているかに錯覚しているに過ぎない理屈になるからです。人間の意思には自由や能動性はなく、近代的人間観の柱である「自由意志」や「主体性」は幻影に過ぎないのではないか、と。

けれどもだからといって、たとえば私がだれかを撃ち殺して「脳科学が明らかにした知見によれば身体（脳）が意思より先に（勝手に）行動を起こすのだから、これは私の意思による殺人ではない」と法廷で主張しても、まず通りそうもありませんね。なぜでしょうか。

脳科学の知見は「ものを見る」とか「手を動かす」など要素的でシンプルな精神活動と脳の活動との対応性や因果性についてのごく局地的な知見で、銃を手に入れ、アリバイ工作をしたうえで待ち伏せをし、相手の心臓に狙いをすませ、引き金を引くという行動と意思との総体には（そっくりそのままには）該当しないと、法廷は判断を下すにちがいありません。脳が犯した犯行ではなく、私という人格がその意思によって遂行した犯行とみなすでしょう。脳科学者をも含め（たぶん）、私たちはこの判断のほうを妥当とするのではないかと思います。

ここからなにが取り出せるか、もう少し考えを進めましょう。

脳と心のかたちと中味

いろいろな論点が頭に浮かびますけれども、私は精神科医ですので、脳科学がこれだけ進みながら脳の所見によって（つまり脳科学によって）精神疾患の診断がいまだに下せないという問題から入ってみます。

名誉のためにに申せば、精神医学は手をつかねているわけではなく、統合失調症や気分障害における神経伝達物質の動態をはじめ、さまざまな脳の機能上の変化をとらえてきてはいます。そうした所見は研究論文をひもとけば幾つも幾つも出されています。しかし、その疾患の本質をなす病因・病理、つまりその病気の仕組みをとらえて、それを反映する特異的な物質所見を示すのが現代医学の診断で、医学診断に必要なのはその所見です。ところが見いだされる脳科学的所見はほとんど非特異的なもので、しかも往々にして一致せず、統合失調症や気分障害、その他の精神疾患かどうかを診断づける根拠にはなりえないのです。

これらのことは脳と心との対応性（相関性）について、あらためて考えさせるものです。心とは「脳の機能」にほかならないと言うとき、その「機能」とはなにを指すのでしょうか。考えたり感じたり意思する私たちの体験の世界、つまり心と呼ばれる世界は必ず具体的な内容（意味）に深く彩られています。私たちは意味の世界を生きており、それが私たちの精神生活をつくりあげています。これに対して、脳科学が明らかにしてきた脳の物質的な機能は、その体験の内容（意味）ではなく、体験の形式（かたち）に対応（相関）するものなのです。

たとえば、脳の視床下部と呼ばれる領域に怒りの中枢的な機能あることは早くから知られており、怒りが生じるときにはここが興奮しますし、ここを電気的に刺激すれば理由もなく怒りの情動が出現します。これをみれば両者の対応性は明らかです。しかし、そこが刺激されれば理由もなく（つまり無意味に）怒りが生じる事実が示すごとく、その機能は怒りという「情動形式」（だけ）にあずかっていると考えるべきでしょう。怒りの内容には関与しません。視床下部を調べればその人が怒っているかどうかはわかっても、なにに どう怒っているかという怒りの「内容」はわかりません。脳がわかれば心がわかると言っても、少なくとも現時点で、脳でわかるのは心の状態のかたちまでだと考えられます。心の状態の中味は「語り合う」という社会的な関わりなしには決してわかりません。

精神疾患（精神障害）とは、考えたり感じたり意思する心の体験世界になんらかの大きな失調的な困難が生じている現象です。その失調のありようは、きわめて具体的かつ体験的な内容（意味）をもったものです。「自分の心がまわりに読みとられていて、それは人々の様子をみれば疑いない。教室に入ると必ずだれかが咳払いをするし、電車に乗れば乗客が目配せをしあう」など。精神科医はそうした体験の「内容」を患者から具体的にていねいに聴き、その内容から診断をします。精神医学の国際標準化された診断基準は、患者ひとり一人によってちがう多様多彩な体験内容をできるだけ類型化して、特徴的で頻度の高い類型を「症状」として分類整理したものからなっています。

一方、その患者の脳を調べれば、なんらかの機能上の変化が示唆されることは少なくありません。しかし、それらの脳科学的な変化は、不安や興奮性が高まっているとか過覚醒状態にあるとか、精神状態の形式的なあり方には対応しても、「操られ体験」が起きているとか「筒抜け体験」に悩まされているとか、精神状態の具体的な内容とは対応性をもたず、したがって診断につながらぬ非特異的な所見にとどまらざるをえないのです。

私がだれかを撃ち殺したとき、法廷が問題とするはその行動の全体的な内容であって、その行動を要素的に分解して微視的にみれば意思の発動に先んじて脳は運動を作動させているという行動の形式ではありません。内容の意味をとらえるかぎり、その犯行は私の意思によってなされた謀殺と判断され、責任を免れるわけにはいかないでしょう。

ちなみに、人間の精神活動が脳の機能からかたちづけられるとすれば、私たちの精神活動はなにであれ、脳で生起したものが心という体験世界に意識されるという形式を取るはずです。ですから、知覚にせよ、思考・感情にせよ、意思にせよ、いずれも脳の活動のほうが心での体験に一歩先んじて起きていて当然という気がします。心―脳の対応性はそういう「かたち」でしか現れないでしょう。リベットの実験結果は、その意味で驚くことではなく、自由とか主体性といった問題とはちがうと私は思います。

おわりに

それでは終わりに、知ったり感じたり意思する体験のその具体的な「内容（意味）」はなにが生み出すのでしょうか。脳の機能は内容を直接生み出すのではなく、脳が与えるのは体験の形式までです。ただし、形式なしで内容はありえませんから、脳が組織的に大きく障害されれば、いわば内容の器が壊れるわけで内容も崩れます。「脳器質性精神障害」の総称で分類される精神疾患がこれですね（進行麻痺など）。器のあり方によって中味のあり方が規定されるというかぎりで、体験の内容には脳があずかっていると言えるでしょう。

けれども、私たちの精神活動の内容を生み出すものは、なによりも日々の精神生活そのものです。脳科学ではそこが盲点となりやすいのですが、人間の精神生活は脳のなかではなく、社会のなか、とりわけ対人関係のなかで営まれています。心の世界は、一個の脳の機能でありながら、その脳の外に大きな共同的な広がりと関係的なつながりをもった体験世界であることを本質としています。私たちの体験の内容（意味）は、そこから与えられ、そこから紡ぎ出されているのです。

「心—身」が対立的にとらえられるのに対し「心—脳」にはそれがないという言い方を先にしましたけれど、もう一歩踏み込んで考えれば、この本質が両者の矛盾として現れる場合もあって、精神疾患にはそういう部分が少なからず潜んでいまいか、と私は思います。

病気（障害）の引き起こす困難や苦しみは、その病気（障害）の種類によりさまざまでしょう。そのなかで「精神疾患（精神障害）」と呼ばれるもののすべてを貫く特徴があります。それは「人との社会的なかかわりにおけるなんらかの直接的な困難や苦しみ」として現れるところです。むろん身体疾患でも、結果的に社会生活の困難をまれならずもたらしますけれども、それは二次的なもので、そこに病気そのものの困難や苦しみの中心があるわけではありません。これに対して、精神疾患（精神障害）はまさに社会的（対人関係的）な困難が中心点となる失調現象です。個人の脳内で生起する精神現象（主観）が同時に脳の外に社会的な共同性（間主観性）をもった現象であることがはらむ矛盾が、その背後に窺われないでしょうか。精神疾患の診断（あるいは理解）が脳の所見（だけ）ではできないのは、この意味でも、当然かもしれません。

今回は、精神発達の問題、考えたり感じたり意思する世界が生まれた落ちた赤子にどう育まれるかには触れられませんでした。明らかなのは、精神発達は孤立的には進まず、すでに精神発達を遂げている大人たちとの社会的なかかわりの積み重ねを通してはじめて進む事実です。樹であれば島にたった一本だけ植えられても、その一本で立派に育ってゆくにちがいありません。しかし、赤子を人間社会から切り離された無人島で（生存に必要な栄養は与えられる仕組みにして）育てたとしたら、しかるべき精神発達が見込めるでしょうか。社会的な対人交流なくして心と呼ばれる体験世界の生成は（それに対応する脳の成熟も）決してありえません。脳が先か、心が先か。先にあるのは社会なのです。

では「社会（共同性）」とはなにか？　の問いが次に生まれますね。けれども、これはまた別の機会に譲りましょう。

【参考文献】

・生田孝、濱中淑彦「脳と心の関係について　B．精神医学の立場から」（『臨床精神医学講座　第二一巻』、中山書店、一九九九）
・エリオット・S・ヴァレンスタイン（功刀浩監訳）『精神疾患は脳の病気か？』みすず書房、二〇〇八（Elliot.S.Valenstain; Blaming The Brain, Free Press,1998）
・小坂修平『イラスト西洋哲学史』ＪＩＣＣ出版局、一九八四
・滝川一廣『「こころ」の本質とは何か』ちくま新書、二〇〇四
・八木剛平『現代精神医学定説批判』金原出版、二〇〇五
・養老孟司『唯脳論』青土社、一九九〇
・リタ・カーター（藤井留美訳）『脳と心の地形図』原書房、一九九九（Rita Carter; Mapping The Mind, University of California Press,1998）

・リタ・カーター（藤井留美訳）『脳と意識の地形図』原書房、二〇〇三
（Rita Carter; Consciousness, 2002）

第3章　哲学からみた脳と心の関係——「心脳同一説」を考える——

星川啓慈

はじめに

哲学者というのは変わった人たちで、つねに変なことばかりを考えています。養老孟司先生も『唯脳論』のなかで、哲学者についてこう語られています――「脳で生じていることについては、それこそ本人がいちばんよく知っている。それを疑いだしたら、哲学者になる他はあるまい」と。

そういうわけで、少し難しい議論になるかもしれませんが、本稿では「哲学の世界では、脳と心がいかに捉えられてきたのか」を紹介したいと思います。脳と心をめぐってはさまざまな考え方がありますが、自然科学（脳科学）の影響をうけ、二〇世紀後半に登場した「心脳同一説」を取り上げて、脳と心の関係について考えてみることにします。

「心脳同一説」とは、簡単にいうと、「心と脳は同じだ」という説です。心脳同一説は、非常に自然科学的な傾向をもっていますが、この説がはらむ難問を指摘することにより、この説は成立しないことをみてみたいと思います。結論としては、「心脳同一説は受け入れられない」「心の状態や変化は、脳の状態や変化として、自然科学的に説明しつくせない」、やはり「脳と心は違う」ということになります。

ちなみに、養老先生は「脳と心」について『唯脳論』ではどのようにお考えなのかというと、「脳と心の関係の問題、すなわち心身論とは、じつは構造と機能の関係の問題に帰着する」と述べられています。つまり、脳が構造で、心が機能だというわけです。一言でいうと、「脳という物体が、心という機能をもつ」とでもいえるでしょうか。

また、養老先生の立場が心脳同一説なのかどうかというと、「私は心脳同一説を唱えているのかもしれないし、そうでないかもしれない」とおっしゃっています。

1.　西洋における「心」と「体」の関係

「魂」（心）という言葉について

「心」という言葉は、現代の日本語の場合でも、「魂」とか「精神」という言葉と深い関係にあるでしょう。明治時代以来、日本は西洋の考え方を積極的に取り入れてきましたが、

「心と魂と精神という言葉は関係ありそうだ」という私たちの感じは、このこととも関係していると思います。

西洋において、「魂／心」という語は、ギリシア語の「プシューケー」に由来します。このプシューケーは、もともと「生命活動全体」のことを意味していました。栄養摂取能力、感覚能力、運動能力、思考能力のすべてが、プシューケーの働きでした。人間が生きている間は、プシューケーは肉体に住みつき、肉体に生命をもたらす力でした。そして、ホメロスという詩人の霊魂観によれば、人間が死ぬと、プシューケーはあの世（ハデス）に行くとされていました。

魂や魂と肉体の関係については、古代ギリシアの哲学者プラトンやアリストテレス、またその後の、アヴィセンナ、アヴェロエス、アルベルトゥス・マグヌス、トマス・アクィナスなどの思想家によって、さまざまに考えられました。けれども、西洋およびその隣接地域においては、長い間、魂の右のような種々の側面は保たれていました。

デカルトの近代的「心身二元論」

しかし、一七世紀に活躍した哲学者であり、「我思う、ゆえに、我あり」で知られるデカルトは、それまでの「魂」についての伝統的な考え方を徹底的に否定しました。そのあげくに、彼は「心と体」「精神と物質」を完全に分けようとしました。当然、脳は体の一部ですから、彼は脳と心を完全に分けてしまったことになります。こうしたデカルトの見解は、彼以降の哲学者を悩まし続け、現代の「脳と心」をめぐる哲学者たちの議論にも深い影響をおよぼしています。

デカルトのことを、もう少し詳しく述べましょう。デカルトの代表作の一つに『省察《せいさつ》』という著作があります。この中で、彼は「心と体はまったく違う」と述べています。難しい言葉を使うと、「精神と身体はまったく異なる実体」だということです。そして、「精神は身体なしにも存在しうる」と主張されています。「脳は無くても心は在る」ということになります。

彼はこの『省察』などの著作において、伝統的な魂がもっていた身体的な側面、たとえば先に紹介した「栄養をとる」などの諸側面を排除し、「考えること」「思考」のみを魂の本性としたのです。こうして、魂＝心＝精神には、身体的側面や物質的側面はなくなりました。

右のようにいうと、デカルトに詳しい読者から「デカルトの考え方をそんなに簡単に割り切っていいの？」と反論がでるかもしれませんね。確かにデカルトは、脳の奥まったところにある「松果腺《しょうかせん》」という小さな部分を通して、心と体、精神と身体の両者が相互に作用しあうと考えていました。また、「心と体の直接的合一」を認めているようなところもあります。

しかし、ここでは細かい議論には入らず、一般的な理解に従って、デカルトは心と体／精神と物質を完全に分けた、とみなしておきましょう。実際に、デカルトに続く人たちはこの近代的心身二元論をめぐって格闘した、といっても過言ではないのです。

デカルトの難問

デカルトの心身二元論は、人びとに難問を突き付けました。つまり、「いかにして心が体に作用をおよぼしうるか」という問題です。

体は「物」ですが、物には「重さ」や「空間的広がり」があります。でも、心には重さや空間的広がりはありません。重さや広がりをもつ物に対して、重さや広がりをもたない心は、いかにして因果作用を持つことができるでしょうか。

ビリヤードをしているとき、ある球が他の玉に衝突してその球を動かすのは、その二つの玉は重さや広がりをもつからです。しかし、重さや広がりをもたない心が、重さや広がりをもつ体に作用するとは、考えにくいでしょう。

この「いかにして心が体に作用をおよぼしうるか」という難問は、多くの哲学者たちを悩まし続けました。その結果、次のようないくつもの見解がもたらされました。①デカルト自身の因果的相互作用説、②ライプニッツの予定調和説、③機会原因説、④スピノザの二元的一元論、⑤随伴現象論、⑥心脳同一説、⑦機能主義、⑧創発説などです。

このように、「心と体」ないし「心と脳」の関係をめぐる説はさまざまです。しかし、多くの哲学者は、「神」を登場させたりある種の「飛躍」を認めたりして、体や脳とは異質なものとして、心の存在を考えました。もちろん、「心脳同一説」は違います。

「心的因果」と「脳的因果」の問題

今、哲学者たちが「いかにして心は体に作用をおよぼしうるか」という難問に挑戦したことを述べました。そうすると、当然のこととして、「いかにして脳は体に作用をおよぼしうるか」という問いも思い浮かびます。この問題の解決は自然科学の発達に負うところが多いので、ここではお話できませんが、哲学的に見ると、新たな困った問題がでてきます。すなわち、「心が体に作用をおよぼすのか、それとも、脳が体に作用をおよぼすのか」という問題です。

母親が「子供を自分のところに来させたい」と思って、手招きしたとしましょう。これは、「子供を自分のところに来させたい」という欲求（=心の状態）と、「手招きすれば子供が来る」

という信念（＝心の状態）が原因で、子供に向かって手招きするという身体運動が生じたということです。このように、欲求や信念という心の状態が原因で身体運動が生じることを、「心的因果」と呼ぶことにしましょう。

しかし、脳科学が発達した現代では、「右の身体運動は、脳のある部分の興奮が運動神経を経由して筋肉に伝達されたからだ」とも解釈することができます。つまり、その身体運動は脳のある部分の興奮によって引き起こされた、というわけです。これを「脳的因果」と呼ぶことにしましょう。

心の状態と脳の状態がともに身体運動の原因だとされると、身体運動は二つの原因を持つことになります。考えてみると、これは変ではないでしょうか。原因は一つあれば充分でしょう。しかし、この場合には、身体運動の原因は二つもあります。つまり、原因があり過ぎるということです。原因が複数あると、どれが真の原因かわからなくなりますね。こういう状態を「過剰決定」と呼ぶことにしましょう。

物騒な例で恐縮ですが、時どき、何か所も刺されて人が惨殺《ざんさつ》されるという殺人事件が報道されます。この場合、複数の刺し傷のうちのたった一つで刺殺が成り立つのに、それに加えてさらに数か所も刺されていることがあります。すなわち、致命的な一突きがいくつかあるとすれば、そのうちのどれか一つ以外の刺し傷は、殺人をひきおこすのに「過剰」なわけです。

先の例にかえると、「身体運動は、因果的に、過剰決定されている」ということになります。母親の手招きという身体運動は、心的因果と脳的因果という二つの因果によって決定されているのですから。

2.「心脳同一説」

(1) 心脳同一説の登場

現代は自然科学の時代です。私は、哲学や宗教学を学んでいることもあり、行き過ぎた科学主義や技術主義には批判的です。けれども、この事実は否定できないと思います。心をめぐる諸問題も、自然科学やテクノロジーの発展に大きな影響を受けています。二〇世紀の半ばに、「心を自然科学的に理解してしまおう」という哲学者たちが登場しました。「心脳同一説」を支持する人たちのことです。具体的にいうと、ファイグル、スマート、アームストロングなど、米豪の哲学者たちです。

彼らが登場したのは、脳科学の発達によって「ある特定の感覚をもつときには、常に、脳の或る部分が興奮状態にある」という事実が見出されるようになったからです。そして、こうした関係が成立するのは、「心の状態と脳の状態とが同一だからではないか」と思われたのです。もっとも、「同一」というのは、「一対一的な対応関係」といったほうが適切です。たとえば、「コーヒーの香りを感じているときの、Ａという心の状態は、ａという脳の状態に他ならない」というわけです。

心脳同一説の場合、さきほどの難問、つまり「いかにして心が体に作用をおよぼしうるか」という問題は生じません。また、「心が体に作用をおよぼすのか、それとも脳が体に作用をおよぼすのか」という問題も生じません。なぜならば、心脳同一説は「心を物的な脳の状態に還元できる」とみなす立場にたつからです。つまり、さきのビリヤードの二つの球の場合のように、「物的な脳」が「物的な体」に作用をおよぼすというのです。

しかしながら、よく考えてみると、心脳同一説には二つの解釈が可能だと思われます。一つは、「心の働きはすべて脳の働きに還元できるから、心はなくてもいい」という解釈です。もう一つは、「脳の状態と心の状態とが対応していても、やはり、脳と心は別の存在だ」という解釈です。前者の解釈だと、先のように考えて問題ありません。しかし、後者の解釈だと、やはり心はあるのですから、明確に先のように言えるかどうかは微妙です。しかしながら、心脳同一説は自然科学の一分野である脳科学に基礎をおくのですから、後者の解釈の場合でも、一応、先のように言えるとしておきましょう。

しかし、心脳同一説は大きな問題をいくつか抱え込んでいました。そのうちの三つを紹介します。

(2) 心脳同一説がはらむ問題① 脳の構成物質が違えば、同じ痛みは感じないか?

シリコンチップは、神経細胞と同じように刺激を伝達するそうです。そこで、ある人の脳のすべての神経細胞をシリコンチップで置き換えたとしましょう。この人工の脳をもつ人も、さまざまな刺激に対して、普通の人と同じように、状況に応じて適切な行動をとることができるでしょう。なぜなら、シリコンチップは神経細胞と同様の働きをするからです。普通の人と同じような行動をとれるのであれば、「普通の人と同じような心をもっている」と推測されます。

「痛み」を感じるのは、まぎれもなく心の働きですが、心脳同一説によれば、シリコンチップの神経細胞でできた脳を持っている人は、普通の人と同じように痛みを感じることはできません。また、脳の神経細胞をシリコンチップに入れ替える前後では、たとえ同じ人であっても、同じ刺激に対して同じ痛みを感じることはできません。なぜなら、自然な脳と神経細胞をシリコンチップにした脳とでは、神経細胞の素材が違うのですから、脳が物理的に同じ状態になることは絶対にないからです。

でも、これはおかしくないでしょうか。「脳を作っている素材が違うから、同じ痛みを感じることはできない」というのは不自然な感じがします。「素材が違っていても、その素材が同じ働きをするのであれば、同じような痛みを感じる」と考えるのが自然ではないでしょうか。

脳が人工の素材でできているというだけの理由で、その人は「普通の人と同じような痛みを感じることはできない」とか「神経細胞をシリコンチップに交換する前後で同じ痛みを感じることはできない」というのは、あまりにも排他的な考え方ではないでしょうか。ここではお話しできませんが、さきほど触れた七番目の機能主義は、実際にこの点を衝いたのです。もちろん、その機能主義も種々の問題をはらんでいましたが……。

いずれにせよ、心脳同一説は「同じ働きをする脳であっても、脳の構成物質が違うと、同じ痛みは感じられない」と考える難点を抱えているのです。痛みを感じるのは心の働きですから、けっきょく、「同じ働きをする脳であっても、脳の構成物質が違うと、同じ心の状態はもたらされない」と一般化できるでしょう。

(3) 心脳同一説がはらむ問題② 心の状態と脳の状態が「同一である」と言えるか?

心脳同一説の見解は、「一つひとつの心の状態は、同時に、脳の中の一つひとつの状態に対応する」と理解できます。そうすると、心が痛みを感じる場合、その心の状態と、それに対応する脳の中の状態が対応していなければなりません。しかし、これを確かめることはできるでしょうか？　私は「できない」と思います。

二つのものの対応を確かめるためには、手続きとしてまず、二つのものが存在する「場所」（空間的場所でなくとも、何らかの存在する場所）を特定しなければなりません。しかし、場所の特定は、脳についてはできても、心についてはできません。これが、心と脳の状態の対応をたしかめることが困難な理由の一つです。

そこで、心の状態の変化の確認は、それを報告する人の言葉に頼る以外にありません。しかし、実際に心に変化が生じた「時」と、それが報告された「時」とでは、必ずズレが生じます。すなわち、痛みを報告する「時」は、必ず痛みが生じた「後」にならざるをえません。

また、脳の中の変化は、高度な機器を使用した「磁気共鳴画像」（ＭＲＩ）や「陽電子断層撮影法」（ＰＥＴ）などで確認することになりますが、次のような問題があります。すなわち、ある人の脳と心の対応を確かめる観察者は、痛みの報告を聴いて、機器がもたらす情報によってそれらの対応関係を確認するわけですが、「痛みの生起」とそれに対応する「脳の状態」との「同時性」の確認は、厳密なものにはなりえません。その理由は、痛みを報告する人の場合の時間のズレに加えて、観察者による時間のズレが生じるからです。言いかえれば、観察者が機器を調べるのは、必ず、報告を聞いた「後」になるということです。たとえ観察者が気をきかして、報告を聴いた時より少し前の脳の状態を観察するとしても、しょせん、その人の心と脳の状態の厳密な「同時性」を確かめることは不可能です。

以上のように、心の状態と脳の状態の「同時性」を確定できないことから、「心の状態と脳の状態が対応している」ことは厳密には確かめられない、ということになります。

(4) 心脳同一説がはらむ問題③ 他者の心の状態を知りうるか?

しかしながら、かりに自然科学やテクノロジーがますます進んで、「同時性」の問題をクリアできたとしましょう。この場合には、状況が変わり、心脳同一説の正しさが証明されるかもしれません。けれども、滝川一廣先生がシンポジウムで鋭く指摘されたように、「考え・感じ・意志の具体的な内容が脳地図上に捉えられているわけではない」「脳科学が明らかにした〔脳と心の〕対応関係（相関）はどこまでも形式的な相関で、内容的な相関ではない」ことに注意しなければなりません。

伝統的に、哲学では「他人の感覚には到達できない」と考えられています。たとえば、以下のようなことです。

Ａさんと Ｂさんでは、赤と青が反対に見えるとしましょう。そして、Ａさんが「普通の感覚の持ち主」だとしましょう。すなわち、Ａさんの場合は、「赤」という色と「アカ」という言葉が結びついています。また、Ｂさんの場合は、「青」という色と「アカ」という言葉が結びついています。

この二人が、別々の車を運転して、交差点にさしかかりました。Ａさんは「赤」の信号を見て、「アカだ、止まらなくてはいけない」と思ってブレーキを踏みます。Ｂさんの場合はどうなるでしょうか。Ｂさんには赤信号が「青」に見えます。しかし、「青」は「アカ」という言葉とむすびついています。それで、Ｂさんも「アカだ、止まらなくてはいけない」と思ってブレーキを踏みます。つまり、ＡさんとＢさんで赤と青が反対に見えても、問題は何もおこらないわけです。信号が「青」に変わっても、同じように問題はおこりません。

二人の行動を傍から見ている人は、「AさんとBさんには、信号の色は同じように見えている」と思うに違いありません。しかし、実際には、そうではないのです。

右の話から言えることは「行動の形式からは、二人が見ている色という感覚の内容は分からない」ということです。

この議論を、脳と心の関係の場合にそのまま適用できるか否かは、慎重な議論を必要とするでしょう。しかしながら、人の心の中で起こっていることには直接に近づけないとすれば、脳の物質的活動をモニターする機器がどんなに発達しても、しょせん、それらで他人の心の状態を直接に知ることの可能性はないことになります。なぜなら、それはどこまでも「形式的」理解でしかなく、決して「内容的」理解ではないからです。

以上の三つの理由により、自然科学的な観点から心の状態や変化を脳の状態や変化に還元してとらえようとする、心脳同一説を受け入れることはできません。大雑把にいうと、心は自然科学的に説明しきれないということです。

(5) 心脳同一説がはらむ問題④　やはり、脳と心は別のものではないのか？

私の言いたいことは以上で終わりですが、最後に一つだけ、つけ加えておきたいことがあります。

さきに、心脳同一説の二つの解釈についてふれました。すなわち、「心の働きはすべて脳の働きに還元できるから、心はなくてもいい」という解釈と、「脳の状態と心の状態が対応していても、やはり、脳と心は別の存在だ」という解釈です。最後にこのことについて述べておきたいと思います。たとえ心脳同一説が正しいとしても、依然《いぜん》として、脳と心を別のものとみなすことができる、ということです。

かりに、心脳同一説は正しいとしましょう。しかし、このことから直ちに「心が存在しない」ことが導かれるわけではありません。もちろん、脳の状態と別の状態としての心は存在しません。しかし、心脳同一説の場合でも「脳の状態と対応する状態としての心が存在する」とみなすことは可能です。

脳と心がまったく同じものであれば、存在は一つでいいわけです。しかし、「脳の状態と対応する状態としての心」であっても、とにかく「脳とは別の心が存在する」のであれば、存在するものは二つになります。だとすれば、たとえ心脳同一説が正しいとしても、存在が二つあるわけですから、どこまでも「脳と心は違う」ということになります。

もう少しだけ話を続けましょう。いまの例は、脳と心という二つのものが、同じか違うか、という議論でした。実は、一人の人間が「同じ人間」か「違う人間」かというのも、なかなか難しい問題です。読者の皆さんの体は、分子レベルでみると一年前の皆さんの体とはまったく異なっています。つまり、生まれた時から死ぬ時まで、われわれの体を構成するものは、絶えず入れかわっているのです。だとすれば、物質的／物理的な観点からいえば、幼年期・少年／少女期・青年期・壮年期・老年期で、すべての人びとは「別人」だということになります。

しかし、皆さんは「そんなことは絶対にないはずだ！」と思うでしょう。三歳の時の自分も、中学生の時の自分も、働き盛りの時の自分も、年を取った時の自分も、すべて「同じ自分」だと思うでしょう。たぶん、皆さんがそのように思うのは、心がそう思わせているのです。

お気づきのように、ここでまた、「心と体」の関係が問題になりました。

おわりに

これまで、いろいろと面倒な議論や思考実験をしてきました。私たちは、生命や心にかかわる事柄がすべて自然科学によって説明し尽くされるとすると、少し不安な気持ちになりますね。けれども今のところ、あまりそうした心配はしなくていいでしょう。また、「自由意志」など、心が関わる高度な問題は、まだまだ自然科学では説明がつかないようです。

本稿の議論から得られる教訓は、脳と心の関係について悩むのは哲学者にまかせておいて、「心について心を悩ませないのが、われわれの心にとって一番だ」ということです。

でもそう言われても、人間が生きていくとき、心はいつも悩み、いつも揺れ動きます。そうすると、また「心とは何だろう？」という疑問が頭をもたげてくるでしょう。ここで議論は振り出しに戻ります……。

【参考文献】（著者名の五十音順）

・金杉武司『心の哲学入門』勁草書房、二〇〇七

・〃「心から脳へ――心的因果は本当に成り立つのか？」『岩波講座・哲学5――心／脳の哲学』岩波書店、二〇〇八、所収

・鈴木貴一「概念と方法」『岩波講座・哲学5――心／脳の哲学』岩波書店、二〇〇八、所収

・滝川一廣「精神医学からみた脳と心――脳が先か、心が先か」大正大学学術研究発表会、二〇〇八年一一月二一日の発表。

・谷川多佳子「プラトン『パイドン――魂について』と『ティマイオス』」『岩波講座・哲学5――心／脳の哲学』岩波書店、二〇〇八、所収

・〃「デカルトの転換――魂=精神（『省察』『情念論』）」同書、所収

・宮原勇『図説・現代哲学で考える〈心・コンピュータ・脳〉』丸善、二〇〇四

・村上陽一郎『新しい科学論――「事実」は理論をたおせるか』講談社、一九七九
・養老孟司『唯脳論』青土社、一九九〇

第4章　仏教からみた脳と心――〈脳力〉アップを目指して――

林田康順

1. はじめに ——釈尊《しゃくそん》の〈脳力《のうりょく》〉は無限大——

今回、私は「仏教からみた脳と心——〈脳力〉アップを目指して——」と題して、お話させていただきます。

まずは「はじめに——釈尊の〈脳力〉は無限大——」です。他の先生方と異なり、講題に「仏教」とし、あえて「学」をつけなかったのは他でもありません。私自身、一応、研究者・学者のはしくれではありますが、今回の共通テーマでお話申し上げるにあたって、オーソドックスに、経典に説かれている「脳」という語の細かい書誌的考察をしたり、あるいは、諸学派や諸先学が展開している詳細な「心」の分析をそのまま紹介しても、本日のシンポジウムの趣旨に沿い、あるいは、聴衆の方々のご期待に添う「脳」と「心」に関する発表はおぼつかないと考えたからです。そうした意味で、仏教学者の立場ではなく、仏教者・一僧侶の立場から、お話させていただきます。

さて、ともすると仏教は、膨大な量の経典や二五〇〇年にわたる思惟の蓄積から、哲学や思想が前面に出た宗教のように思われるかも知れませんが、何よりも仏教は実践を重視する宗教です。そして、その仏道実践には、願と行、つまり、「悟りの境地を目指す」あるいは「多くの人々を救い導く」という正しい目標設定とそのための八正道《はっしょうどう》(＊1)をはじめとする正しい実践が不可欠です。そもそも、釈尊が悟りの内容としてお説きになられ、この世の真実の姿を明らかにされた四法印《しほういん》(＊2)にしても、悟りへの道程を示された四諦《したい》(＊3)にしても、「一切皆苦《いっさいかいく》・四苦八苦《しくはっく》」あるいは「苦諦《くたい》」という、この世のありのままの姿を悩み・苦しみに満ちていると真摯に見つめられた諦観が出発点となっています。そうした苦しみや迷いを感じている心の状態から脱却し、上手に心をコントロールして平安な境地に導くことこそ、釈尊の教えであり、仏教の目指すところに他なりません。そして、釈尊は、そのための仏道実践をそれこそ無限に教示されました。こうしたことを考えた時、釈尊の問題解決能力、本日は、勝手に能力と「脳の力」とをかけて〈脳力《のうりょく》〉と呼ばせていただきますが、言ってみればそれはコンピューターの中央演算処理装置であるＣＰＵのようなもので、その力は無限大であったと言えるのではないか、そして、そこから私たちは何を学ぶことができるのか、そんな視点から論じてまいります。

＊1　八正道《はっしょうどう》の内容

①正見《しょうけん》―正しいものの見方をする
②正思《しょうし》―正しいものの考え方をする
③正語《しょうご》―正しい言葉で話す
④正業《しょうごう》―正しい身の振る舞いをする
⑤正命《しょうみょう》―正しい生活を送る
⑥正精進《しょうしょうじん》―正しい努力をする
⑦正念《しょうねん》―正しい自省を忘れない
⑧正定《しょうじょう》―正しい精神集中をする

＊2　四法印《しほういん》の内容とその構造

①一切皆苦《いっさいかいく》（四苦八苦《しくはっく》とも、この世は悩み・苦しみに満ちている）↓〔②諸行無常《しょぎょうむじょう》（この世のすべてのものは移ろいゆく）＋③諸法無我《しょほうむが》（永遠不滅の存在などあり得ない）〕↓④涅槃寂静《ねはんじゃくじょう》（煩悩を滅した悟りの境地）

＊３　四諦《したい》の内容とその構造
①苦諦《くたい》（この世は苦しみに満ちている）→②集諦《じったい》（苦しみは煩悩が集まっておこる）→〔③滅諦《めったい》（煩悩を滅した境地）
⇕④道諦《どうたい》（心静かな境地に至る実践＝八正道）〕

2. 仏教からみた脳と心

(1) 脳と心の関係

次に「仏教からみた脳と心」「脳と心の関係」です。「大正新修大蔵経《たいしょうしんしゅうだいぞうきょう》」という大蔵《だいぞう》経《きょう》のテキストデータをコンピューターで検索してみると、『長阿含経《じょうあごんきょう》』や『大乗本生心地観経《だいじょうほんしょうしんじかんぎょう》』等、多くの経典中に「脳」という語が、およそ千五百回ほど出てきます。千五百回というと大変多そうに聞こえますが、経典の膨大な分量に比してみるとたいした数ではありませんし、現代科学で論じられるような脳についての詳細な分析が見られるわけでもありません。そうした経典に出てくる内容の範疇で、あえて脳と心について説明するとすれば、「脳」とは、姿・形を具えた「色法《しきほう》」、つまり形而下のものであり、感覚を引き起こさせる身体器官、これを「根《こん》」といいます、の一部に他なりません。それに対して、「心」については、心理学者のユングに影響を与えたとされる唯識《ゆいしき》思想を中心に詳細な分析の歴史があります。それらを一言でいえば、姿・形をとらない「心法《しんぼう》」、つまり形而上のものであり、用語としても、認識・集中を意味する「心《しん》（citta）」、認知を意味する「識《しき》（vijñāna）」、そして、思慮を意味する「意《い》（manas）」などと多様化・細分化されて論じられていきます。

ここで、脳と心の関係について、六境《ろっきょう》・六根《ろっこん》・六識《ろくしき》という仏教用語を通じて考えてみます。まず六根とは、眼《げん》・耳《に》・鼻《び》・舌《ぜつ》・身《しん》・意《い》の六つで、人間が具えている六つの感覚器官のことで、文字通り前五者は、人が外界からの影響を受けとめる身体器官であり、最後の意はそれらと関連し合いながらさまざまな働きを生じさせる心そのものといえます。前五者は形而下のもの、最後の一つが形而上のものです。次に六境とは、色《しき》・声《しょう》・香《こう》・味《み》・触《そく》・法《ほう》の六つで、姿形（色）や音（声）、そして、この世の真理そのもの（法）など、何らかの形でこの世界に存在し、六根それぞれの対象となるさまざまなモノやその作用を指します。最後の六識とは眼識《げんしき》・耳識《にしき》・鼻識《びしき》・舌識《ぜっしき》・身識《しんしき》・意識《いしき》の六つで、視覚・聴覚・嗅覚・味覚・

触覚という、いわゆる五感の働きと、それらの統合的働きであり、あるいは、真理を捉える働きとしての思考を加えた六つです。これら六識のすべてが心の働きと言えます。

こうした六境・六根・六識という用語の概念規定から推察してみると、仏教においては、眼・耳・鼻・舌・身などのそれぞれが脳と密接不可分に関係し合い、それぞれが心として働く感覚器官そのものと想定されているようです。こうした考え方は、ひと昔前まで、西洋医学と東洋医学の相違点として、よく論じられる内容と共通しているように感じられます。つまり、身体のどこかの臓器が悪い時、西洋医学では、その悪い臓器をめがけて局所的に治療していく傾向があります。例えば、開腹手術をして直接患部を取り除こうとしたり、それが叶わなければ、他人の臓器を丸ごと移植して治療してしまおうという方向性です。それに対して、東洋医学では、身体のどこかの臓器が悪い場合、その臓器が悪くなった根本的原因を生活習慣などに追求し、身体を全体的に捉え直し、その循環等を改善することによって臓器の治癒を目指します。漢方や針などの治療は、そうした方向性を持っていると言えましょう。管見ですが、近年は、この両者の長所を活かした医療が模索され、展開されているように拝察しています。とはいえ、この二つの医学の治療法の中、仏教における脳と心の捉え方は、東洋医学の方向性に近似していると言えましょう。例えば、指先で何かを触って感じた場合、ここからここまでが指（皮膚・筋肉・神経など）の働きで、そこからが脳の働き、さらに、それ以降が心の働きであるなどと、それぞれの役割や機能を個別的・演繹的に考えるのではなく、指と脳と心の働きを密接不可分のものとみなし、全体的・帰納的に捉えていこうとしていると考えられるのです。

その上で、脳と心とその周辺（時間や空間など）の関係について私なりに考えてみると、ここで私なりにというのは、経典の中ではそうした関係について直接的な言及がないので厳密に経典に裏付けられたものではないという意味合いです、次のようになるかと思います。つまり、直接原因としての過去のすべての「因《いん》」と間接原因としての周囲を取り巻くあらゆる「縁《えん》」、具体的には、タイム・プレイス・オケイジョンというTPO、仏教ではこれを認識対象としての「境《きょう》」と考えますが、この「因」と「縁」が相まって、脳を含む身体全体に及び心の作用を生じさせます。そして、こうした一連の流れが、脳（形而下）と心（形而上）とに反復集積されて、そのすべてが次の瞬間の因となる、という経過をたどります。こうした経過は左上の式のように図式化できます。

＊脳と心の関係とその周辺

【〔因＋〈縁（TPO）≒境（認識対象）〉〕→脳（⊂身体）→心】→【脳⇔心】⇒因

そして、ある瞬間での〔因Ａ＋縁Ａ〕が脳Ａを経て心Ａに及び、脳Ａと心Ａの中で反復集積するという状況が、次の瞬間、仏教でもっとも短い単位である一刹那《いちせつな》毎に、次の〔因Ｂ＋縁Ｂ〕↓脳Ｂ⇕心Ｂへ、そして、また、次の刹那には〔因Ｃ＋縁Ｃ〕↓脳Ｃ⇕心Ｃへと、決して一瞬たりとも留まることなく流れ続けていくという経過をたどります。こうした経過は次頁の式のように図式化できますが、例えば、仮にＣという瞬間を取り出してみると、その心は、それまでの因縁に応じてＣ１からＣ５のように、真偽・善悪・正邪・美醜・楽苦・謙虚と傲慢など、実に多様なありようを現出することとなるのです。

この際、仏教では、仏道実践を修めない場合には、心は限りなくＣ５のような悪い状態に落ち込んでいってしまうと考えます。そして、だからこそ仏教は仏道実践を重んじるのであり、それによって上手に心をコントロールすることを目指すのです。こうした心のコントロールをめぐるいくつかの逸話を紹介しましょう。

＊脳と心と時間の関係

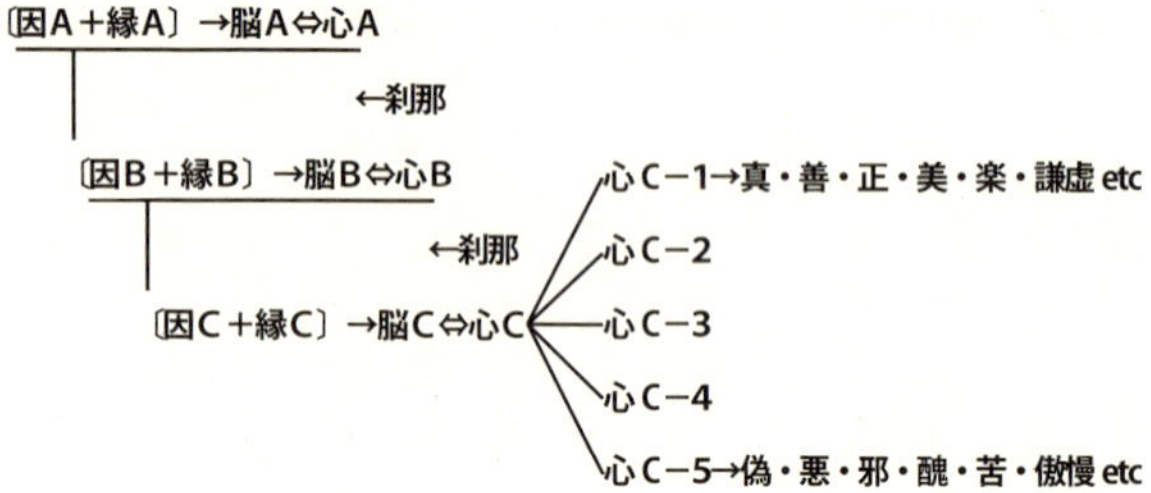

まず、ダルマさんとして有名な禅宗の祖・達磨《だるま》と後に二祖となる慧可《えか》との次のような問答があります。さまざまな経典を読み、深く思索をしていた慧可が「我が心、未《いま》だ寧《やす》からず、乞《こ》う師、ために安《やす》んぜよ」と、自分の心があれこれと落ち着かないので、安らかな気持ちにさせて欲しいと達磨に迫りました。これを聞いた達磨は「心を将《も》ち来れ、汝《なんじ》がために安んぜん」と答えます。つまり、そなたは心が未だ安らかでないから、安心《あんじん》を得させてくれというが、それなら安心《あんしん》させてやるから、その不安な心を持ってこい、というのです。まことに虚をついた物言いです。

あるいは、日蓮《にちれん》宗の宗祖・日蓮は、『兄弟鈔《きょうだいしょう》』という書の中で「心の師とはなるとも心を師とせざれ」と記し、あるいは、ダイコンの漬物である沢庵《たくあん》漬けを創案したとされる江戸時代の臨済宗の僧・沢庵《たくあん》は「心こそ心まどわす心な

れ　心にこころし心ゆるすな」という和歌を詠みました。

いかがですか。こうした逸話からも分かるように、仏教はその仏道実践によって上手に心をコントロールすることを説いてきました。本日の視点で言えば、平安な心・真実の心を体得するためには、他ならぬ脳（身体）の働き、〈脳力〉をアップさせることが必要ということになります。もちろん、こうした方向性は必ずしも仏教に限ったものではなく、広く私たちの日常生活にもあてはめられてきたものでしょう。

(2)　問題の諸相

そこで、次の「問題の諸相」です。ここでは、私が新入生向けに担当した「大学入門」という講座で学生に向けた質問とその回答を通じて、問題の諸相を整理してみたいと思います。その質問とは、

質問①あなたがこれまで一番悲しかった・辛かったと感じたのはどんなことですか？

質問②そのことは解決できましたか？　解決できませんでしたか？

どのように解決しましたか？　なぜ解決できなかったのですか？

というものです。もちろん、プライバシーに関わることは書かなくても構いませんとあらかじめ申し上げています。およそ千人からの回答を解決・未解決でまとめ、私なりに整理すると次のようになります。

まず、悲しかった・辛かったことの中で解決できたこととしては、例えば、クラブ活動や受験勉強などの学校生活の問題、あるいは、さまざまな人間関係の不和、そして、病気や怪我などが挙げられます。これらの問題は、先にふれた釈尊の四苦八苦《しくはっく》で言えば、生苦《しょうく》（悩み・苦しみの多い世界に生まれること）・老苦《ろうく》・病苦《びょうく》・求不得苦《ぐふとっく》（求めても得られない苦しみ）・怨憎会苦《おんぞうえく》（怨み憎む者とも会わねばならない苦しみ）・五蘊盛苦《ごうんじょうく》（心身が生み出す苦しみ）にあてはめられます。しかし、そうした悩み、例えば、受験勉強の辛さは大学進学によって解決されますし、クラブ活動の大変さも大会での好成績によって、あるいは、人間関係の不和も時間の経過や人間的な成長によって解決されていくことが多々あります。言うまでもないことですが、私たちは、目の前の多くの困難を意識するとせざるとにかかわらず、何らかの脳（身体）の鍛錬や成長を経た後、上手な心のコントロールによって昇華・克服し続けているのです。この点は、後の「禅に学ぶ」が対応します。

一方、悲しかった・辛かったことの中で解決できなかったこととしては、例えば、家族の死や先生・友人の死など、かけがえのない大切な方との死別、二人称の死と言えましょう、が挙げられます。これらは、釈尊の四苦八苦で言えば、あなたと私との関係が断絶してしまう愛別離苦《あいべつりく》（死別）にあたります。無論、当然ながら、今、現に生きている学生からの回答には、四苦八苦の中、自己を自己として認識している心の断絶であり、自分自身が死ぬという一人称の死である死苦《しく》が挙がりませんでしたが、その悲しみや辛さもこの範疇に含まれます。もちろん、こうした悲しみや辛さの有無・大小・強弱は、人によって大いに異なるものですし、同じ人であっても、その時々のTPOによって解決・未解決の思いが、複雑に入り混じることは言うまでもありません。しかし、私たち自身の心のコントロールだけでは、いかんともしがたい問題が「死」という現実であり、目前の死苦と愛別離苦でありましょう。この点は、後の「浄土教に学ぶ」が対応します。

3.〈脳力〉アップを目指して――禅と浄土教の実践に学ぶ――

(1) 三学《さんがく》――戒学《かいがく》・定学《じょうがく》・慧学《えがく》――

これらを踏まえた上で、次の「〈脳力〉アップを目指して――禅と浄土教の実践に学ぶ――」「三学――戒学・定学・慧学――」です。釈尊は、仏道実践の基本として、戒《かい》・定《じょう》・慧《え》の三学を示されました。まず戒学とは、日々の仏道実践のことで、分かりやすく言えば、規則正しい生活・自律した生活を送ることです。次の定学とは、戒学を実践することによって、心を安静に導くこと、つまり、適切な心のコントロールです。最後の慧学とは、戒学と定学の実践によって、真実を見極めることであり、その実践によって他を利すること（利他《りた》）です。

私は、この三学、とりわけ直接的に身体に負荷を与える戒を今はやりの「脳トレ」に一脈通じていると考えています。なぜなら、身体を整え、脳を鍛えることによって、はじめて心を安静に導き、真実を見極めることができるからです。三学の体系は、仏教の各宗派によって大きく異なっていますが、ここでは日本仏教の大きな潮流といわれる禅と浄土教の実践を取り上げてみたいと思います。もちろん、禅も浄土教もわが国に伝わる各宗派に広く通じ、その実践も多くの相違がありますが、本日は、臨済《りんざい》宗と曹洞《そうとう》宗、そして、浄土宗の実践を取り上げてみます。

(2)　禅に学ぶ

①臨済禅《りんざいぜん》—看話禅《かんなぜん》（見性成仏《けんしょうじょうぶつ》）

そこで「禅に学ぶ」「臨済禅」です。臨済禅の教えは、見性成仏を目指して座禅に励みます。見性成仏とは、私たち誰しもに具わっている仏となる可能性（仏性《ぶっしょう》）を花開かせることです。そして、そのために老師《ろうし》（師匠）から雲水《うんすい》（修行僧）に公案《こうあん》、いわゆる禅問答が出され、雲水はその公案（話頭《わとう》）を看《み》、その解答を目指しながら座禅に励むので看話禅と呼ばれます。

こうした臨済禅の流れは「仏を目指しながら日々を過ごす」と言えます。

臨済宗中興の祖・白隠《はくいん》は多くの公案を再編、体系化したことで有名です。例えば「隻手《せきしゅ》音声《おんじょう》」つまり「片手の音を聞け」という公案があります。両手を叩くと音がしますが、片手ではいくら振っても音はしません。あるいは「富士山をもってこい」という公案。日本一の富士山をもってこられるわけがありません。あるいは「狗子仏性《くしぶっしょう》」。臨済宗では、生きとし生けるすべてのものに仏となる可能性（仏性）が具わっていることを認めているのに、犬（狗子）に仏性がないと答えた理由を問うわけです。こうした質問を雲水は一生懸命考えます。通り一遍の理論・理屈で解答は出せませんし、そんな解答では老師から印可《いんか》（合格証明です）は与えられません。そうした理論・理屈をポーンと超えた解答が出て、はじめて印可が与えられ、次の公案へと進めるのです。そんな理論・理屈という私たちのこだわりやとらわれを全部なくした境地こそ、心を上手にコントロールでき、自由自在に人々に救済の手を差し伸べられる仏の境地だと考えるのです。

テレビアニメにもなった一休《いっきゅう》さんは、一休宗純《そうじゅん》という臨済宗のお坊さんですが、「このはし渡るべからず」「屏風《びょうぶ》の中の虎が毎日悪さをするから捕まえて欲しい」などといった無理難題に対してトンチを利かせて見事に解決していきます。そして、そんな一休さんの話を聞いて、多くの方々の心がなごみます。なかなか一休さんのようにはできませんが、自身の抱える多くの課題に対し、それらを整理・統合し、直面する問題点を素早く選択し、さまざまな角度からその解決方法を見出していく。禅問答に取り組むこうした姿勢こそ、脳トレに他ならないのです。ちなみに、こうした方向性を持つ臨済禅を実践するにあたり、弟子の理解力や性格などに応じて、自由自在に弟子を導くことのできる良き師を見出し、その指導を仰ぐということが何よりも大切となるでしょう。

②曹洞禅《そうとうぜん》——黙照禅《もくしょうぜん》（修証一等《しゅしょういっとう》・仏作仏行《ぶっさぶつぎょう》）

次に「曹洞禅」です。曹洞禅の教えは、静粛に黙々と座禅し、本来、仏である自己を照らし出すという意味で黙照禅といい、ただひたすら座禅に励むという意味で只管打坐《しかんたざ》といいます。曹洞宗の宗祖・道元《どうげん》は「心身脱落《しんじんだつらく》・脱落心身《だつらくしんじん》」という転語《てんご》（迷いを転じて悟りを開かせる言葉）によって悟りを開きました。つまり、自身の心や身体にこだわるべきではない、否、こだわるべき自身の心や身体など実体としては存在しない、という意味の言葉です。ここから道元は、煩悩多き、弱い心に覆われた私が、私とは別の仏を目指して座禅をしているのではない。そもそも、煩悩多き私などどこにも存在しない、ここに座っているのは、本来、仏であるところの私自身に他ならないと受け止めたのです。

そうした境地を表す言葉として「修証一等《しゅしょういっとう》・仏作仏行《ぶっさぶつぎょう》」があります。「修証一等」とは、私たちが「今、ここに」懸命に修行を重ねているその姿こそが悟り（証）の姿である、つまり、修行をしている私と悟っている私とは何の相違もない、仏である私が座禅を組んでいるのだという受け止めです。こうした理解は、よくコマ（独楽）に喩えられます。つまり、コマがコマとしての役割を果たしているのは、グルグルと回っている時であり、そのように私たちも常に仏としての修行に励み続けなければいけないというのです。そして、だからこそ「仏作仏行」となります。つまり、「今、ここに」懸命に修行に励んでいる私たちの一挙手一投足は、そのままで仏としての一挙手一投足に他ならないという理解です。

こうした曹洞禅の立場は「仏として日々を過ごす」ということであり、成仏している自己のイメージを常に抱きながら行を修める、日々を送るということです。つまり、自身の直面する多くの課題に対し、理想的人格の体現者である仏ならば、どのような解決方法を見出していかれるかをわが身に置き換えて考えるのです。そうすることによって、堪え忍ぶ、努力する、施しをする、共に歩む……、といった仏としての対応が実現することとなり、正にこうした姿勢を保ち続けることこそ脳トレに他ならないのです。

(3)　浄土教に学ぶ

次に「浄土教に学ぶ」です。先ほど述べたように「浄土」といっても、各宗派によってそれこそ千差万別の受け止め方がありますが、ここでは浄土宗の宗祖・法然《ほうねん》による浄土(極楽浄土《ごくらくじょうど》)の理解を中心に考えてみます。まず浄土とは、わが命を終えた後に往《い》き生まれる(往生《おうじょう》)場であり、あらゆるＴＰＯがすべて悟りの方向へと導かせるような絶対善の場であります。その浄土の主催者こそが、絶対他者《ぜったいたしゃ》(自己の外で見守る存在)としての阿弥《あみ》陀仏《だぶつ》です。そして、その浄土は、私たち人間の力ではいかんともし難い、自己を自己として認識している心の断絶である死苦《しく》とあなたと私という関係が断絶してしまう愛別離苦《あいべつりく》を克服できる場に他なりません。なぜなら、阿弥陀仏の浄土は、法然が「露《つゆ》の身はここかしこにて消ゆるとも　心は同じ蓮の台《うてな》ぞ(朝露のように儚《はかな》いこの私の今生《こんじょう》の命は、老少不定《ろうしょうふじょう》、いつどこで息絶えることになるかは分かりませんが、あなたのみ心と私の心は、必ずやお浄土の蓮の台で再会いたしましょう)」と和歌に詠んだように、「倶会一処《くえいっしょ》」といって、かけがえのない大切な方々との心と心の再会が叶う場に他ならないからです。そういう場であるからこそ、浄土が自ずから悟りの方向に向かう絶対善の場となり得るのです。

もちろん、私たちにとって、こうした浄土や阿弥陀仏などの目に見えないもの、科学的に証明できないものを素直に受け容れるのは、甚だ困難なことです。ですから私たちは、そうした思いの払拭を目指し、阿弥陀仏にわが身を委《ゆだ》ね、かつ、阿弥陀仏自身が「南無阿《なむあ》弥陀仏《みだぶつ》」と称える念仏を浄土往生の行に定められたと受け止めて、念仏《ねんぶつ》を実践するのです。

念仏の中にある「南無《なむ》」とは、帰依《きえ》・帰命《きみょう》の意味であり、神の仰せの通りという意味を持つキリスト教の「アーメン」や唯一神アッラーにわが身を委ねるという意味を持つイスラム教の「イスラム」と同趣旨の言葉です。したがって、「南無阿弥陀仏」とは、わが身わが心のすべてを阿弥陀仏に任せるという意味です。そうした念仏実践を続けていく中で、何よりも大切なことが「信機《しんき》・信法《しんぽう》」の徹底です。「信機」とは、自己の能力の限界を素直に認めるという深い自己省察であり、「信法」とは、そんなわが身を救済してくれる阿弥陀仏の存在やその働きを疑わずに強く信じるということです。念仏の相続は、私たちが具えなければいけないこうした信機・信法の心を失わないためでもあるのです。浄土教においては、念仏相続の実践こそ脳トレに他ならないのです。

「人事を尽くして天命を待つ」という言葉がありますが、絶対他者に救いを委ねる前提として、私たちが本来なすべきことをしっかりと修めるという姿勢は不可欠なものです。「死」の問題をはじめ、人間の力だけではいかんともし難い様々な課題に直面した際、徹底した自己省察と絶対他者への揺るがぬ帰依、そして、どんなに小さなことであっても自身がなすべきことを着実に実践していれば、その絶対他者に常に見守られているという安心感が育まれ、それによって上手な心のコントロールが可能となり、平穏な心がもたらされるのです。

(4)　継続・発展の重要性

本論の最後に「継続・発展の重要性」について一言します。仏教の開祖である釈尊の生涯を語るにあたり、多くの場合、悟りを開かれた三十五歳以降は、人々への教化・伝道《でんどう》の活動が中心となります。しかし、実は釈尊でさえ、その伝道の旅の傍ら、終生修行を怠ることはありませんでした。とりわけ、葬送の地に頻繁に足を運んでは、屍《しかばね》が腐乱していくありさまを観ずるという不浄観《ふじょうかん》を重ねて修め、悟りの境地を保持し続けられたのです。こうした釈尊の姿勢は、釈尊自身が明らかにされた縁起《えんぎ》の思想（すべてのものはお互いに関連し合いながら、常に移り変わっている）に基づいた行の必要性（例外なく、私たちの心も常に移り変わっているので、仏道実践を通じて常に心をコントロールし続けなければならない）を理解する上で実に大切であり、仏教各宗派の仏道実践に継承されています。

例えば、臨済禅を大成した中国宋代の大慧《だいえ》は「大悟《だいご》十八度、小悟《しょうご》数を知らず」と述べています。つまり、すべてのものが常に移り変わっていく縁起の世界において、ある瞬間にどれほど素晴らしい悟りの境地を体得したとしても、次の瞬間には再び別の心が芽を出す私たちであるのだから、常に行を怠らずに、継続かつ発展させていかねばならないと主張したのです。

また、法然も「信をば一念にうまるととりて、行をば一形《いちぎょう》にはげむべし（わずか一遍、念仏を称えただけでも浄土往生が叶うという確固たる信心を保持しつつ、命ある限り一生涯にわたって念仏相続《そうぞく》に励みなさい)」と、生涯にわたる行の継続・発展を訴えています。

禅にしても、浄土教にしても、ただひたすら座る、ただひたすら念仏を称えるというように、まずは身体を動かすことから始まります。取りも直さず、こうした仏道実践という脳トレの継続・発展という姿勢は、私たちの生きている世界そのものが常に移り変わっている以上、自己の五感を研ぎ澄まし続けるために必要不可欠なことなのです。

4. おわりに――仏教からみた〈脳力〉アップへの提言――

最後に「おわりに――仏教からみた〈脳力〉アップへの提言――」として、これまで述べてきたことを①から⑤までの五点にまとめて終えたいと思います。なお、以下に述べる五点は、各自の目標や方向性、自身の性格などに応じて臨機応変に取捨選択を加えていただくものです。

①正しい目標設定と正しい実践。

仏教では、正しい目標設定と正しい実践とが不可欠です。その目標設定の際、自分自身が仏の境地を目指すという自利《じり》の前提として、どんなにささいなことでも世のため・人のために尽くすという利他《りた》の思いを抱くことが大切です。この自利・利他の両者が相まってはじめて正しい実践がはかれるのです。

②良き師を見出し指導を仰ぐ。

古来仏教では、対機説法《たいきせっぽう》（一人一人の持つ能力や性格に応じて教えを説く）、応病与薬《おうびょうよやく》（病に応じて適切な薬を与えるように、人の理解力・能力に応じて適切な教えを説く）を重視してきました。私たち一人一人が具《そな》えている〈脳力〉は、それこそ千差万別です。ですから、その力を上手に引き出し、引き上げるためには、その人その人に応じた適切な課題が必要となります。そのために良き指導者を見出し、一人一人の持てる〈脳力〉に応じて適度な脳への負荷を与えられることが自身の〈脳力〉アップに必要なことです。

③尊敬する人物・目標とする師を定め、自己の思考と行動の鑑《かがみ》とする。

曹洞禅《そうとうぜん》に言及した際、「仏として日々を過ごす」姿勢について述べました。この立場を広く一般にあてはめるとすれば、伝記などで学ぶ偉人や立派な先生など、尊敬する人物や目標とする師を定め、その方であれば、どのように考え、どのように行動するかを自己の思考と行動の鑑として、日々の生活を送るという姿勢となるでしょう。

④自己を省察した上で、絶対他者に見守られているという思いを育む。

浄土教に言及した際、徹底した自己省察と絶対他者（自己の外で見守る存在、救済者としての仏や先祖などが挙げられよう）への揺るがぬ帰依《きえ》の姿勢について述べました。絶対他者にわが身を委《ゆだ》ね、常に見守られているという安心感を育むことによって、自己の心のコントロールが可能となり、平穏な心がもたらされるのです。

⑤行の継続・発展によって常に五感を磨き、ＴＰＯの変化に機敏に対応する。

釈尊が明らかにされたように、私たちを取り巻くＴＰＯは常に移り変わっています。ですから、ただひたすら座禅を修め、念仏を称えるといった、常に五感を磨き続ける脳トレを継続・発展することによって、ＴＰＯがどのように移り変わろうとも、決してそれに引きずられることなく、これまで述べてきた姿勢を維持することが可能となるのです。

実践とその継続を何よりも重視する仏教は、高邁《こうまい》な仏教の哲学や思想を学んだ僧侶や学者が偉いわけではありませんし、そういう方が「仏《ほとけ》のような方」「菩薩《ぼさつ》のような方」と讃《たた》えられるわけでもありません。それこそ、仏教のことを体系的に学んだことのない市井《しせい》の人々の中にこそ、多くの方から「仏のような方」「菩薩のような方」と讃えられる方がおられるのです。なぜ、その方たちが、そのように讃えられるかと言えば、「よきことは真《ま》似《ね》になりともするがよし　いつしか馴《な》れて誠《まこと》にぞなる」と古歌《こか》に詠まれるように、長年にわたって彼らが自利・利他（世のため・人のため）の努力・精進《しょうじん》に励み続けてきたことによって、意識するとせざるとにかかわらず、ご自身の心を上手にコントロールしてきたからに他ならないでしょう。

ちなみに、こうした心のコントロールが上手な人を尊《たっと》び重んずるのは、そこに至る経緯こそ異なれ、何も仏教に限っているわけではありません。例えば、『論語《ろんご》』の中で孔子《こうし》は「六十にして耳順《したが》い（耳順《じじゅん》　人の言葉を素直に聞くことができる）、七十にして心の欲する所に従って矩《のり》を踰《こ》えず（従心《じゅうしん》　思うままに振る舞っても道を外れることがない）」と述べ、『老子《ろうし》』の中には

「無為自然《むいしぜん》（人為的な行為を排し、宇宙の根本原理に従って自然のままであること）」から導かれる理想の生き方としての「柔弱謙下《じゅうじゃくけんげ》（決して人と争わず常に謙虚な姿勢を崩さない態度）」が説かれています。このように、儒《じゅ》・仏《ぶつ》・道《どう》三教が示す理想的人間像には大きな共通点があると見ることができるのです。

以上、「仏教からみた脳と心――〈脳力〉アップを目指して――」と題し、上手に心をコントロールするための〈脳力〉アップの方法を多くの仏道実践の中から、特に禅と浄土教を取り上げて考察してきました。聴衆の方々が、より良く生きるためのヒントになれば幸いです。

【参考文献】

・大正大学仏教学科編『仏教とはなにか—その思想を検証する—』大法輪閣、一九九九
・大正大学仏教学科編『仏教とはなにか—その歴史を振り返る—』大法輪閣、一九九九
・松濤誠達『浄土選書⑯仏教者たちはこうして修行した・わたくしの釈尊論』浄土宗、一九九三
・林田康順『なむブックス⑬〈私〉をみつめて—法然さまのやさしい教え—』浄土宗、一九九九

第5章　心理学からみた脳と心——私の心は誰の心？——

長谷川智子

はじめに――現代の心理学とは――

現代の心理学は心を科学する学問です。現代の心理学は一八七九年にライプチヒ大学で心理学の実験室が開設されたことに始まりました。心に対する洞察は、古代ギリシャ、古代中国の時代からはじまっており、学問分野では哲学や宗教学などで古くから扱われてきました。しかし、現代の心理学の歴史はわずか一三〇年ほどの意外と歴史の浅い学問です。なぜそのように歴史が浅いかというと、それは心を科学的に研究するというところに鍵があります。

科学とは、ある仮説をたて、実験や調査、面接、検査などを通してデータをとり、そのデータを分析し、その結果が仮説と一致しているかどうか検証することを通して、確かな理論、法則を作っていくことです。科学といえば化学や物理など物質を扱う学問ではなじみがありますが、目には見えない、形もわからない心も科学的に扱おうとするのが現代の心理学の基本的な態度です。

私は心理学の基礎を扱う講義の初回で、まだ心理学を学んだことのない学生さんに、心とはどのようなものか、心理学とはどのような学問であると考えるか、たずねています。もっとも多い回答は、心とは喜怒哀楽を示す感情であること、そして、心理学とは人の心がわかるようになるための学問であるというものです。この場合の人とは、自分にとって身近な人を指しており、心理学を学ぶことによって、その人たちが何を感じ、何を考えているのかがわかるようになるということです。私の専門は発達心理学なのですが、その講義の中では、人間の一生に影響を与えるものは何かという質問をしています。それに対する学生さんの考えとして一般的なのは、「人間は一人ひとり違った個性をもっている。その個性ある人間が発達の中で影響を受けるのは、親、きょうだい、友人をはじめとして、具体的に出会う人たちである。私たちは、それらの人たちとの関係性を通して、それまでの自分とはまったく異なった自分に出会い、生きていくのである。」というようなことです。これらの回答をみていると、学生さんはユニークな存在としての「私」の人生を考えていくための手がかりを心理学に求めていることを実感します。

しかし、講義を最後まで熱心に受講しても、それに対する直接的な回答が得られなくて残念な思いをされる学生さんもしばしばお見受けします。それは、私の講義の仕方がまずいという個人的な問題もあるのでしょうが、心理学という学問のあり方とも少なからず関係しているように思えます。すなわち、一般に考えられている心理学と学問としての現代の心理学には、乖離《かいり》があるからではないでしょうか。

今回のシンポジウムでは、このような乖離がどこから来るのか触れながら、「私の心」について現代の心理学でどうとらえていくのか一緒に考えてみたいと思います。

1. 心とは

(1) 心理学の歴史

心理学は、短い歴史の中でも、心に対する考え方やそのアプローチの主流にはさまざまな変遷がありました。実験心理学の基礎を築いたヘルムホルツや心理物理学を築いたフェヒナーは、いずれも脳と心のかかわりを科学的にとらえる方法について考えていました。また、一九世紀末から二十世紀の初頭にかけては、アメリカの心理学者ウィリアム・ジェームズによって、科学的な意識研究への芽生えがでてきました。これらの時代には、人の心の中でも、その人の内部の意識の働き、または人の主観について研究されていました。しかし、その後、心や意識は研究の対象となりうるものではないとして、外部から観察できる行動を取り扱うこととなる行動主義が台頭し、心理学の中では目には見えない人の意識や表象（思い浮かべられたもので、感覚的・具体的性質をもつもの）を研究対象としない時代が長く続きました。二十世紀の半ばから、再び心理学は意識、特に記憶、思考、言語などに関心をもつ認知心理学が誕生し、現在では脳をとらえるときには、心理学の中でも認知心理学という分野が強く関連してくるようになりました。認知心理学は、コンピュータの出現とのかかわりをもっています。人間の認識や行動をアルゴリズム（ある課題を遂行するための情報処理の流れを表現したもの）に基づいて情報処理をおこなう認知システムととらえ、心に表象を仮定して、知覚や運動のアルゴリズムを想定しています。

(2) 近年の心理学における心の考え方

近年の心理学は、一九世紀末に返って、心の中でも特に意識に焦点を当てることが多くなりました。意識を、次の三水準にわけて考えることができます（苧坂、二〇〇二）。第一の水準は、覚醒（arousal）の水準、すなわち目覚めている状態で、生物学的意識とよばれています。第二はアウェアネス（awareness）（知覚・運動的意識）の水準で、覚醒を基盤にして、刺激を受け入れている、あるいは外の世界のいろいろな状態に気づいている状態です。第三は、自己回帰的な意識（recursive consiousness）の水準です。これは、気づきの対象が自分自身に向かっている心の状態で、アウェアネスを基盤としたものであり、自己意識の働きが含まれています。そして、心が働いた結果あらわれることとして、五感を通して感じること（知覚・感覚）、記憶や思考、言語など人間ならではの高度な情報処理水準である認知的側面、喜怒哀楽などを表す感情、欲求、動機などがあげられます。普段我々が心としてとらえるのは、水準でいえば、第三水準、心の側面でいえば喜怒哀楽という感情、そしてせいぜい記憶や思考、言語の認知的側面を指すことが多いのです。従って、心理学で扱う心の範囲は、一般的に考えられている心の範囲よりは遙《はる》かに広いので、喜怒哀楽以外の範囲の話が多くなされると、期待はずれということになってしまうのです。

心理学と一口にいっても、近年の心理学はいろいろな領域と学際的にリンクしていて、その考え方も研究者によって多様です。心理学及びその関連領域では、心とは何かについて表のような考え方があります（渡辺、二〇〇一）。

表　心についての考え方
（渡辺，2001 より作成）

(A) 心はコンピューターである
- 1) 記号的計算主義：AI（人工知能）
- 2) 結合主義：ニューラルネット（人工神経回路網）

(B) 心は脳である
- 1) 還元主義的な「脳＝心」
- 2) 意識の科学

(C) 心は心である
- 1)「心≠脳，コンピューター」だが，心（の存在そのもの）を科学によって説明できる
- 2)「心≠脳，コンピューター」だが，心（の存在そのもの）を科学によって説明できない
- 3)「心≠脳，コンピューター」だが，心（の存在そのもの）を科学によって説明する必要がない

(A)については、二つの立場があります。一つめの記号的計算主義は、心は記号計算であるという、心の計算論の立場であり、AI（人工知能）は、心を実現できるとする立場を指します。二つめの結合主義は、可能な限り実際の脳に近いモデルを人工的神経回路網（ニューラルネット）上に実現しようとするアプローチです。

(B)についての第一の立場は、心は脳であって、それ以上ではないとする説です。第二の立場は、心や

意識を錯覚として片付けるのではなく、脳の働きに基づく何らかの科学的説明が必要とする脳研究へのアプローチです。

(C)については、三つの立場がありますが、心理学を科学的にアプローチしている研究者は、(1)心は脳、コンピューターではないが、心を科学によって説明できるとする立場をとるはずです。この立場では、脳が原因で意識が結果という「意識の脳科学」の考え方をとっています。心は脳であるとしないのは、意識は脳の働きと単純に考えることができず、意識の主観的な面（クオリア）を説明するために、意識は非計算要素が入っているとする量子力学の考えを取りいれているからです。また、この立場では、人称に関する問題が指摘されることがあります。つまり、近代科学は、第三者的な視点、すなわち三人称的な立場から実験を用いて現象を説明してきました。一方、意識は主観的なもの、すなわち一人称的な「私」の意識経験を扱おうとしています。一般の人からすると、おそらく三人称的な立場からの心理学からみた心は、およそ他人事で実感がわかないけれど、「私」の意識経験を扱うとなると、親しみが感じられるかもしれません。また、私の授業における学生さんの前述したような違和感とはまさにこの点にあるのだと思います。しかし、科学を標榜《ひょうぼう》する心理学としては、このあたりの視点の問題は大いに議論されるところとなります。

以上のことをみてみると、近年の心理学者は、自分自身が脳に直接的に関与するかどうかは別としても、心について考えるとき、脳との関係は無視できないと考えているのが一般的です。

2. 脳と心

(1) 計算論とニューラルネット

まずここでは、近年、心理学及び脳科学から領域において、中心的な心はコンピュータであるとする計算論とニューラルネットの立場を簡単に紹介します。計算論の立場では、「心とは記号を計算する機械である」とし、その具体形は現在のコンピュータであるとするものです。また、単に人の代わりに作業することが目的ではなく、人を研究するためのツールとして、人に近いロボットを作成する、ロボット研究も関係してきます。最近は、テレビなどで、ヒューマノイドロボット（人型ロボット）を見かけることが増えてきました。ヒューマノイドロボットは、自由度の高い腕をもち、顔には目のようなものがついていて、自律的に移動することができます。ヒューマノイドロボットよりもさらに進んだロボットとしてアンドロイドというものも出現しています。アンドロイドは見かけが人間と酷似しています。これらは手や足、顔の表情などの身体的な動き、行動などがすべて計算論に基づいたAIが搭載《とうさい》されていて、現在の科学の中で明らかになっている身体の動きや心の働きが具体化されたものといえます。

一方、ニューラルネットとは、大脳皮質にある神経細胞がどのようにふるまうのか、コンピュータ上でシミュレーションをおこなうものです。ニューラルネットの立場では、人の心の働きは、基本的には神経細胞間のさまざまな物質の伝達に集約されるので、このような神経細胞間の情報伝達のシステムを解明していくことが、最終的には心の働きを解明することにつながっていると考えています。

(2) 反計算論的立場

以上のような立場は、いずれも心理学の中でも科学の最先端の仕事と共同したものといえます。しかし、このような立場の人から、前述のようなことが解明されることが、人間の心の理解につながると言われても、多くの人は違和感をもたれることでしょう。ヒューマノイドロボット、特にアンドロイドは、確かに以前の機械的なロボットと違っていて、一目見たら本物の人間と見間違うこともあります。しかし、よくよくそのふるまいを見たり、発する言葉を聞いてみると、あまりにもぎこちなく不自然で、まだまだ「人間らしさ」を感じることはできません。また、脳の神経細胞のふるまいをコンピュータ上でシミュレーションするといっても、現段階ではまだまだ入口のところで、そのふるまいが人間の表象や、イメージにつながるところまで行き着けるのは、気が遠くなるほど先のことのようにみえます。

このように、今、脳科学から解明されていることは、まだまだ「人間らしさ」の本質にせまりきっていないということなのかもしれません。例えば、どのようなところが欠けているのでしょうか。まずは、これまでの心理学の研究はどちらかというと、記憶、思考、言語など知的な側面に対するものの解明が先行し、喜怒哀楽に関する感情の部分についての研究はそれほどでもなかったということがあげられます。また、人がものを考えたり、感じたりするには、その状況（心理学では文脈といいますが）が必要で、文脈の違いによって同じ人でも考えたり、感じることが異なってきます。そのあたりがまだまだ考慮されていません。その他に、知の究極の源泉は感性や身体を通しての経験であるが、その部分が考慮されていない、また、人は抽象的な理論的に合理的にのみ考えるのではなく、直感や意図、欲求に基づいて考えたりする非合理的な部分も大きいことなどがあげられます。近年は、これらの部分に関心をもった心理学者も増えてきて、それらの解明も進み始めています。しかし、究極の「人間らしさ」を備えたロボットが作られるには、まだまだ気が遠くなるような年月がかかるのではないかと考えられます。

3. 進化と人間らしい心

これまで、私は簡単に「人間らしさ」という言葉を使ってきました。しかし、そもそも「人間らしさ」とは何でしょうか？　そのことを科学的に考えていくときには、進化に関する知見が役に立ちます。心理学には比較発達心理学という分野があります。比較発達心理学とは、ヒト（生物学的な存在としての人間はカタカナであらわします）の認識や行動、とりわけ「意識」に対して、他の動物とくに人間に近い霊長類のそれらと比較することによって、アプローチする学問領域といえます。日本は、京大の霊長類研究所をはじめとして、この分野では世界をリードする存在といえます。本節では、ヒトの赤ちゃんとチンパンジーの赤ちゃんを比較して、「人間らしさ」を考えてみます。

(1)　新生児期から生後二ヵ月まで

生まれたばかりのヒトの赤ちゃんには、次のような三つの特徴があります。一つめは、

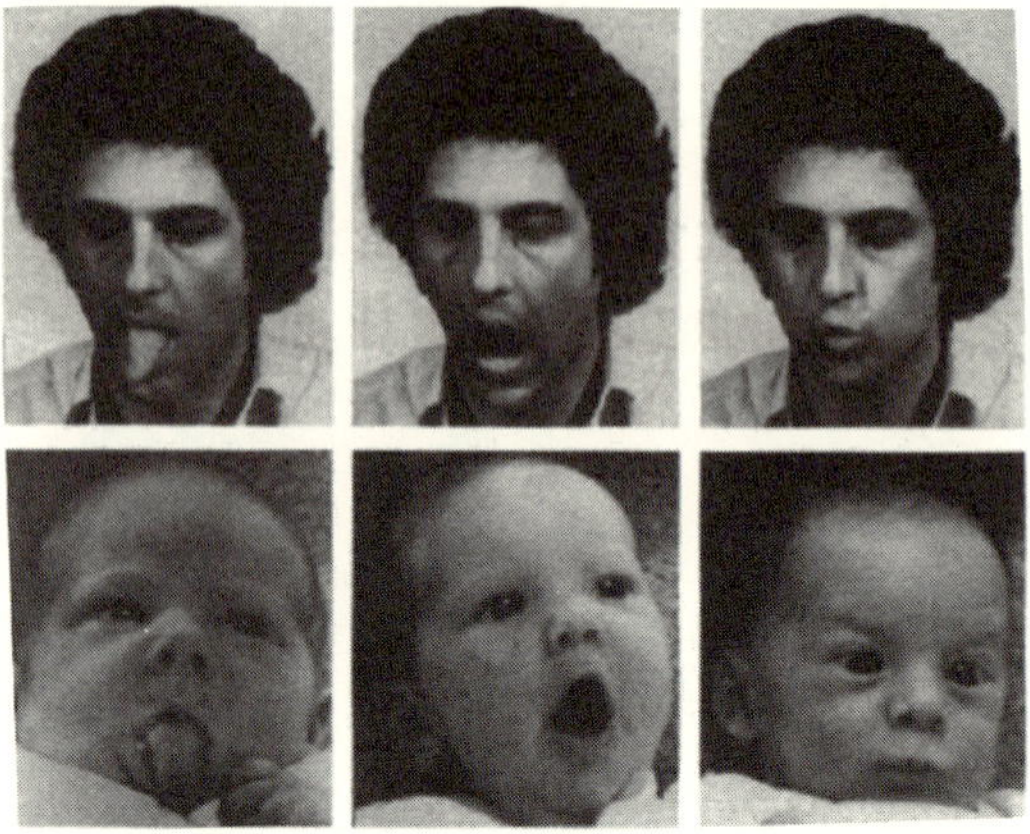

図１　新生児の表情模倣（右：舌の突き出し，中央：口開け，左：唇の突き出し：Melzoff & Moore, 1977 より転載）

新生児期にみられる内発的微笑とよばれるものです。内発的微笑は、睡眠時に外界からの刺激がなく、赤ちゃんが両口角をあげる現象です。皆さんの中には、このような生まれたての赤ちゃんの微笑をご覧になった方も多くいらっしゃるでしょう。我々大人はこの微笑という現象をみると、「赤ちゃんは楽しい夢をみているのかしら」などと夢想をします。しかし、科学的にみるとそうではありません。覚醒時にはいろいろな情報処理をおこなっており、脳はたくさん働いています。眠ると脳は覚醒しているときに取り込んだ情報を整理したり、それらの作業を休んだりしています。生まれたばかりの赤ちゃんの微笑は、寝入りばなに多く、それというのは、脳の緊張がゆるむタイミングとなり、それが顔面にあらわれるというものです。科学というのは、ときとして、我々の夢想を壊してしまいますね。二つめは新生児模倣という現象です。これはモデルが目の前で舌を出すと赤ちゃんも舌を出す。そればかりではなく、口を開けたり、口をすぼめたりするような表情も模倣します（図1）。三つめは、ヒトの赤ちゃんは生まれてまもなくからヒトの顔刺激を好むことです。これらについては、この三十年ほどで明らかになった現象で、二十世紀までは、これらの特徴はヒトにのみみられる、「人間らしさ」を表す行動としてとらえられていました。しかし、二一世紀に入り、それは違うということが明らかとなりました。京都大学の霊長類研究所では、アイちゃんをはじめとした三頭のチンパンジーたちが立て続けに出産し、三頭の赤ちゃんが誕生しました。そもそも赤ちゃんを産んだばかりのチンパンジーは警戒心が強く、自分の赤ちゃんを囲い込んでしまうので、これまで人間は、生まれたばかりのチンパンジーの赤ちゃんの行動を観察することは不可能でした。しかし、アイちゃんたちは、研究所の研究者たちとしっかりした絆を結んできたために、研究者たちは赤ちゃんの行動をとらえることができ

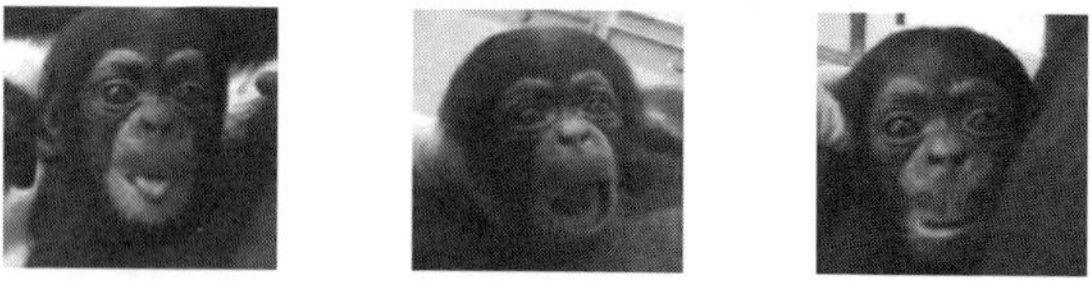

図2　チンパンジーの表情模倣（左：舌だし，中央：口の開閉，右：唇の突き出し：明和，2004より転載）

ました。そして、前述の三つの特徴は、ヒトだけではなくヒトに最も近いチンパンジー、さらにはチンパンジーよりは少し遠い、小型類人猿や旧世界ザルに属するリスザル、ニホンザル、テナガザルにもみられることが明らかとなりました（図2）。また、ヒトやサルたちにみられるこれらの行動は、意図をもって行われるのではなく、反射的に行われると考えられています。

(2) 生後二ヵ月頃

ヒトの赤ちゃんの睡眠時にみられる自発的微笑は生後一ヵ月頃から減少し、二ヵ月頃からは目覚めているときにヒトにほほえむ社会的微笑が出現してきます。また、見つめ合ったり、表情を変化させることによって、他者がどのように応答してくれるかを理解し始めるという、双方向のコミュニケーションがはじまります。

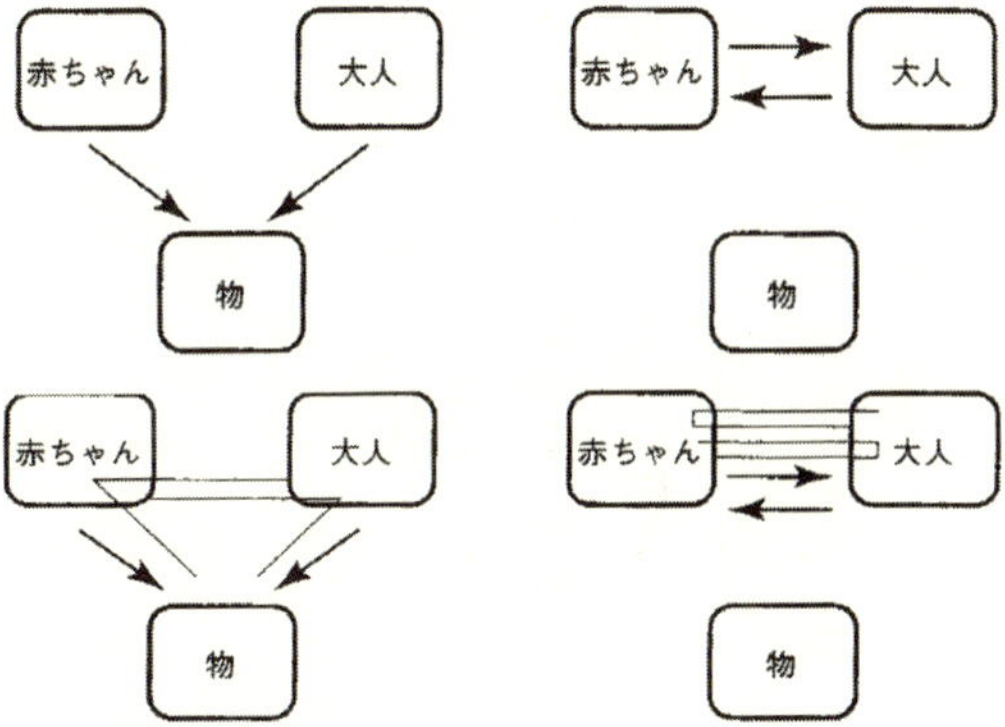

※矢印は知覚を、線分は他者の視点のシミュレーションを示す

図3　2項関係（左）と3項関係（右）（Tomasello,1995より作成）

さらに、生後二ヵ月頃までにさまざまな反射が消失し、自分で手足をでたらめに動かすことにより、モノが変化する（音が鳴る、動く）ことを経験し始めます。このように、赤ちゃんと他者、赤ちゃんとモノという二項関係がスタートします（図3）。

このようなヒトの赤ちゃんの行動も新生児の時にみられた行動と同様、人間らしい行動ととらえられていましたが、今世紀に入り、チンパンジーにはみられず、小型類人猿や旧世界ザルにはみられる現象であることが明らかとなりました。

(3) 生後二ヵ月以降

生後二ヵ月には共通していたヒトとチンパンジーの赤ちゃんの双方向的なコミュニケーションは、その後徐々に異なってきます。すなわち、ヒトの赤ちゃんは、モノを介したお母さんとのコミュニケーションが増えてきて、赤ちゃんはお母さんの行為を模倣するようになります。また、お母さんは赤ちゃんの行為をそのまま真似して赤ちゃんに返すというような鏡の行動をとります。そして、生後九ヵ月月頃からは、お母さんが見つめているモノを目で追ったり（視線追従）、見知らぬモノがあったとき、お母さんとモノを見比べたり（社会的参照）するようになり、モノに対する注意や行動をお母さんと共有しようとしはじめます。また、自分がお母さんを模倣するだけではなく、お母さんが自分を模倣していることにも気づきます。このようなことを三項関係といいます（図3）。このような三項関係を中心としたコミュニケーションを通して、赤ちゃんは、自分と他者の行為の背景にある心の状態の類似性と差異性に次第に気づいていきます。

一方、チンパンジーには、ヒトの赤ちゃんにみられたような三項関係はみられません。

チンパンジーのお母さんは、ヒトのお母さんのように鏡のような行動はとらないし、赤ちゃんとお母さんとの間ではモノを介したコミュニケーションは起きません。

このように、ヒトは特に九ヵ月頃から他者の意図を読み取り、他者の心を推測しており、現在の科学では、これを「人間らしさ」ととらえています。

(4) ミラーシステム

このように、発達的視点から考えると、赤ちゃんはまず他者の心を理解することができるようになってはじめて自分の心が理解できるようになるという順番があるようです。サルによる生理実験では、自分が行動したときと、他者がそれと同じ行動をとったときの両方に発火する「ミラーニューロン」というものが発見されました。これにより、他者の行動を観察することで自己の新しい行動を獲得し、自己の行動を方向付けることができるとされています。ヒトにおいてもミラーニューロンとは活動が異なるものの、同じような活動をする脳部位が報告されており、これをミラーシステムとよびます。このように、他者の心の理解と自分の心の理解には、ミラーシステムという脳の生理的基盤があることも明らかとなってきています。

4. 私の心は誰の心？

私たちは、自分というものが他の誰にもかえがたい独自な「心」をもった存在でありたいと願います。また、自分というものは、多くの人との出会いの中でどんどん変化していくことができる存在だと信じる人も多いでしょう。これまでみてきたように、心に対する科学的な視点は、私たちが日常感じたり、考えたりしていることからかけ離れた視点からヒトの新たな様相を示すことがあります。脳からアプローチされる心、進化的な観点からアプローチされる心には、まだまだわからない点がたくさんあります。確かに、人間の心には個人の独自性があらわれますが、物質的基盤としては十億年にわたる生物の進化が作り上げた巨大で緻密な情報処理システムである脳があり、ヒト一般、霊長類一般に共通するシステムをもっていることは、紛《まぎ》れもない事実です。今後も、科学的研究からの新たな知見がでてくることにより、これまで「私」だけの心と思っていた特徴が、「ヒト」の心、さらには「霊長類」の心として捉え直すことが可能になってくるかもしれません。我々が、日常の素朴な理解の仕方で自分の心や他者の心を理解するだけでなく、科学的なものの見方を加えることにより、心の新たな側面を経験することは、我々がもつ世界観に豊かな広がりを生みだしてくれるのではないでしょうか。

【引用・参考文献】

・板倉昭二『心を発見する心の発達』京都大学学術出版会、二〇〇七

・Melzoff, A. N., & Moore, M. K. Imitation of facial and manual gestures by human neonates. *Science*, 198, 75-78,1977.

・明和政子『心が芽生えるとき―コミュニケーションの誕生と進化』NTT出版、二〇〇六

・中山剛史・坂上正道編『脳科学と哲学の出会い―脳・生命・心』玉川大学出版部、二〇〇八

・苧阪直行編『意識の科学は可能か』新曜社、二〇〇二

・戸田山和久・服部裕幸・柴田正良・美濃正編『心の科学と哲学―コネクショニズムの可能性』昭和堂、二〇〇三

・Tomasello, M. Joint attention as social cognition. In C. Moore & P. J. Dunham (Eds.) *Joint Attention: It's origins and role in development.* Hillsdale: Lawrence Erlbaum Associates, Pp103-130,1995.

・明和政子（松沢哲郎監修）『なぜ「まね」をするのか：霊長類から人類を読み解く』河出書房新社、二〇〇四

・渡辺恒夫「心はコンピュータ？　脳？　それとも心？」足立自朗・渡辺恒夫・月本洋・石川幹人編

『心とは何か――心理学と諸科学との対話――』北大路書房、pp３-11　二〇〇一

第6章　意識と世界——唯識思想と認知科学——

司馬春英

はじめに

今、脳科学や神経科学という学問の分野が進歩するにつれて、「意識って何だろう?」という問題が科学者の間でも大きなテーマになってきました。こうして「認知科学」という新しい科学ができあがってきたのです。でも、「意識」は物体ではありませんので、いくら科学的に脳の仕組みが分かったからといって、すぐに「意識」が解き明かされると言えるのだろうか、という疑問も浮かんできます。科学者はこの点をどう考えているのでしょうか。

一方、仏教の伝統の中には、昔から「意識」について深く考えてきた歴史があります。科学の最先端と、古くからある仏教の考え方を付き合わせるという試みは、なんだか水と油みたいで、うまくいくはずがないじゃないか、と思われるかもしれません。ところがどっこい、認知科学者の中で仏教の考え方を積極的に取り入れようとしている人もいるのです。

ここで、これから私がお話しする内容について少し筋道をつけておきましょう。前半では、仏教が「意識」をどう考えてきたのかを振り返ってみたいと思います。そして後半で、そうした仏教の考え方が現代の認知科学とどう関係するのかを、できるだけ分かりやすくお話ししたいと思っています。

このお話を通して、仏教が現代の認知科学とも深いつながりを持っていることを理解していただければうれしい限りです。

1. 唯識思想とは何か

(1) 唯識思想の骨組——「唯識」とはどういう意味か

仏教の中には「唯識《ゆいしき》」という思想の伝統があります。一般には、全てのものは心が生み出したものであるという考え方だとされています。私はこの考え方にはあまり賛成できないのですが、取り敢えずはこの考え方に従ってみましょう。すると、何だか変だなあと思いませんか。だって、例えば、今窓から外を見ているとしましょう。青空の下に木々が見え、地面には花が咲き、空には鳥が飛んでいる。遠くには高層ビルも見えます。では、こうした様々な外界にあると思われていることが、全て心が生み出したものと言えるのでしょうか。確かに「山河微笑《さんがみしょう》」とか「山河慟哭《さんがどうこく》」といった言葉もあるように、嬉しい時には山も微笑んで見えるし、悲しい時は河も泣いているように感じられることはあるでしょう。しかし、山や河そのものが、心が生み出したものとは到底信じられません。

では、ここで喩《たと》えを変えてみましょう。一つの例として浮かんでくるのは「お金」です。「今、お金がない」とか「少しのお金なら持ってるよ」などと普通に言うように、お金は人が「持つ」ことができるものと考えられています。しかし、お金は窓の外に見える木やビルなどのように実際に「有る」ものでしょうか。つまり物理的に外界に存在しているものでしょうか。今、千円札を手に持っているからといっても、それは物理的に見れば、印刷された紙でしょう。それが千円という「価値」を持っているように見えるのは、現代の人間社会がその紙に千円という価値を与えているからでしょう。そして現代社会の一員である私もまた、千円という価値を付与してその紙を手に持って見ているわけです。

ここには、「ある紙を千円として見る」という意味付け作用が働いています。この「何かを何かとして見る」という意味付け作用は、人間の意識では随分高度に発達しています。

犬に千円札を見せても別にありがたがることはありません。犬だって食べ物を認識する位の意識は持っていますが、紙をお金として認識することはできません（と思います）。紙をお金として認識できるのは、人間の意識がそのような意味付けを行っているからで、そうすると、「お金」はある意味で人間の意識が作り出したものとも言えるわけです。といっても、絶海の孤島で一人で暮らしているなら、そんなものを持っていても何にも役に立ちません。やはり「お金」が通用する仕組みを持った社会の中で、皆がその紙に千円という価値を与えていなければ、意味がないわけです。

このように、皆で何らかの意味を創り出していることを、現象学《げんしょうがく》という哲学の言葉で言うと、「相互主観性《そうごしゅかんせい》」（あるいは「共同主観性」ないし「間《かん》主観性」）と言います。また、現象学では、ある意味を創り出すことを「構成」と言います。すると、例えば「お金」というものは、人間の意識が相互主観的に構成したものである、と言えることになります。このようにみてくると、「お金」というものは、広い意味で言えば、「心が生み出したもの」である、と言ってもよいのではないでしょうか。

唯識思想は別に物理的実在も心が生み出したものであると無理に主張するような、悪い意味での観念論《かんねんろん》ではありません。仏教では、一般に何かに執著《しゅうじゃく》することを迷いと見ます。例えば、永遠に若さを保ちたいと思うなら、それは「若さ」への執著です。小野小町に「花の色は　移りにけりな　いたづらに　我が身世にふる　ながめせしまに」という歌がありますが、いつかは輝くような容貌も失われてしまいます。なかなか思い通りにはなりません。この「思い通りにはならない」ということを仏教では「苦」と言います。孫悟空の持っているものに如意棒《にょいぼう》というのがあります。ドラえもんの道具のように何でも思い通りにすることができる棒です。でも現実はそうはいきません。「苦」は「不如意《ふにょい》」ということです。でも、どうして人間は不如意と分かっていても、何かに執著してしまうのか。「苦」から逃れ、そこから解放（解脱《げだつ》）されるためには、執著の原因を突き止めなければなりません。

仏教では迷いの世界をよく夢に譬えます。欲望のままにお金や社会的地位に執著しているのは、悪い夢にうなされているようなものです。夢から覚めれば「なーんだ、夢だったのか」と分かります。このように悪い夢から解放されることが「解脱」です。夢の中で見えているものは、夢を見ている意識が作り出した幻のようなものでしょう。でも、夢の中では、その幻のような檻《おり》の中に閉じ込められているのです。

唯識思想は、人間を迷いの檻に閉じ込める執著がどこからどうやって生まれてくるのかという問いをどこまでも深く追求していったのです。そして、その執著の原因を「識」という働きの内に見出したのです。「意識」といっても良いのですが、唯識思想でいう「識」は、私達が通常「意識」と呼んでいる働きよりも広くて深い意味を持っています。五感やものを考える働き（通常の「意識」）も「識」の一部ですが、そういう表に顕《あらわ》れた「識」ばかりでなく、自分を自我としてとらえ、自我中心にあらゆるものごとを位置付けてしまう「マナ識」や、生命を維持しつつ過去の経験を貯め込みながら現在の意識活動を支えている「アーラヤ識」という、いわば深層意識に当たる働きも、唯識思想では注目されていたのです。この「アーラヤ識」については後半（2.の⑷～⑹）で少し詳しくお話しします。

こうした「識」の幾重にも折り重なった重層構造を細かく分析するのは、何よりも執著の原因を明らかにしようという動機に基いてのことでした。執著されるものはすべて「識」が紡ぎだしたものだと分かれば、そこから解放される道が開ける。一切は心が生み出したものであるということは、このような意味で言われていると思います。つまり、「苦」の原因となる執著への解毒剤という意味です。

(2)「空」と「縁起」

大乗仏教の一番大事な旗印になっているのは「空《くう》」という思想でしょう。「色即是空《しきそくぜくう》・空即是色《くうそくぜしき》」と言われる、あの「空」です。この「空」というのも、もともとは執著に対する解毒剤の役目を果たしていたのだと思います。「若さ」に執著している人には、「若さ」という永遠に変わらない本質が実体としてあるわけではない、ということを「空」によって示します。吝嗇《りんしょく》な人が「お金」に執著していれば、「お金」というものは、ある社会の中での人間同士の関係から生み出された価値が仮に付与されたもので、「お金」がそれ自体、実体としてあるわけではない、ということを「空」によって示します。もっとも、「社会」という考えが生まれたのは、一八世紀以降の近代ヨーロッパでのことなので、このお話はあくまで比喩的なものですが……。それでもこの比喩は仏教の「縁起《えんぎ》」という考え方の一番大切な点を理解してもらうためには、とても分かり易い譬えだと思っています。「縁起」というのは、「お金」のように執著を引き起こすものがそれ自体としてあるものではなく、さまざまな要因が重なって仮に実体としてあるように見えるだけなのだ、ということを教えてくれる考え方です。

「人間」は、「間」という字が入っていることからも分かるように、関係性の中で生きています。関係性は否定できません。でも、その関係性の中から紡ぎ出されてきたものを「実体」として、つまり永遠に存在し続けるものとして捉え、それを手に入れようとしてもがくことから執著が生じてきます。「空」にしても、「縁起」にしても、何かを「実体」として誤って認識し、それに執著してしまう私達の在り方に対して、「事実をよく見てごらんなさい」と呼びかけてくれる教えだと思います。

唯識思想は、もともとは関係性しかないところに、どうして私達は何かを「実体」として誤って認識してしまうのだろう、という問題に正面から取り組んだのです。誤った認識でも、そのように認識してしまう、という事実は否定できません。唯識論は、そのような認識が成立してくる「いわれ」、その由来を解き明かすのです。その「いわれ」は「因縁《いんねん》」と呼ばれます。唯識思想は初期仏教以来の「縁起」の教えを、ある認識が成立してくる「因縁」を明らかにするという形で引き継いでいます。そして、「識」という働きの事実に立って、執著が生じてくる原因を見極め、そこから、執著を離れ、事実を事実としてありのままに見ることのできる智慧（如実知見《にょじつちけん》）に至る道筋を示しているのです。

(3) 二つの執著――我執と法執

執著には、「もの」に対する執著と、そのような「もの」を持っている（と思い込んでいる）自我への執著があります。「もの」への執著を「法執《ほうしゅう》」、自我への執著を「我執《がしゅう》」と言います。世親《せしん》（ヴァスバンドゥ）の『唯識三十頌《ゆいしきさんじゅうじゅ》』では、このことを「我法《がほう》の仮説《けせつ》」と呼んでいます。この言葉は、「もの」（法）への執著も自我（我）への執著も、ともに仮に立てられたものを実体化する迷い（仮説）に他ならないということを示しています。これに続いて「彼は識の所変《しょへん》に依《よ》る」と述べられます。つまり、そうした迷いは「識」が様々に変化して出来上がった結果に他ならない、と。私達は私達の認識作用の結果に拘泥《こうでい》してしまっているわけです。執著という迷いは、例えば、蚕《かいこ》が自分の吐きだした糸で繭《まゆ》を作って、その中に閉じ籠《こも》っているようなものです。吐き出された糸がどのように絡《から》み合って繭という殻《から》が出来ているか、それを解き明かす必要があります。

　吝嗇家が、この「お金」は自分のものだと思い込んでいる。ここには、「もの」への執著と自我への執著が同時に出来上がっています。ところが「お金」という「もの」は、それを「お金」として意味づける認識作用に基いて成立していますし、また、その所有者として「自我」という思い（観念）も成立しています。ということは、その認識作用が完全に解明できれば、「もの」を実体化する執著（法執）も、それを我がものとする自我への執著（我執）も、その原因が解き明かされることによって、自然に消滅するでしょう。ことはそう簡単にはいかないでしょうが、それでも、このような筋道に従って眺めると、唯識思想がなぜ「識」という働きに立脚点《りっきゃくてん》を置いたのかという、その理由が見えてくるのではないでしょうか。

　「所取《しょしゅ》がなければ、能取《のうしゅ》もない」という言葉の意味も、ここからいくらかは推測できます。「所取」とは、摑《つか》まれるもので、例えば「お金」が実体視されている場合です。「能取」とは、摑む側、つまり「お金」を我がものとして所有している自我への執著です。どちらも、そのような実体視が生じてくる「識」の因縁を知らないことによって生じた迷いです。ですから、その因縁を詳《つまび》らかにすることによって、両方の執著から解放される道を開くことができるはずです。以上が唯識思想のだいたいの骨組です。

(4) 言葉の繭――「名言熏習」

しかし、その道はそう簡単に歩み切れるものではありません。人間という蚕が吐き出す糸にはどのようなものがあり、それらがどのように絡み合って繭を作っているのかを理解し、それを解きほぐしていかなければなりません。その糸の中には「言葉」というものも含まれています。言葉には主語と述語という基本的な構造がありますが、そのこと自体が、すでに「能取」と「所取」という観念に私達を誘い込む仕組みを含んでいるのです。言葉を使ってものごとを考えれば、主語の位置に置かれたものが述語の性質を持っているという形でものごとを理解してしまう傾向が生まれます。「空が青い」と言えば、「空」という「もの」が「青さ」という性質を持っていると。あるいは「青いもの」の内に「空」という「もの」も含まれるという風に。別に「空」は「青さ」を所有したいなどと思っているわけではないし、「青さ」も「空」を含もうなどと思ってはいないのですが……。

どうやら、言葉の構造そのものが、事実を「もの」と「もの」との関係に従って理解してしまう性質を持っているようです。言葉を使うだけで、私達はすでに「法執」（「もの」への執著）に捕《とら》われてしまうのです。唯識では、事柄をこのように「もの」を前提に考えてしまうことを「分別《ふんべつ》」と呼びます。「分別」はすでに、ありのままの事柄を「もの」化して考える、つまり実体視して考えることの始まりです。実体視という「法執」が言葉とともに始まっているのです。

また、「私は生きている」と言えば、「私」という「もの」が生命という「もの」を所有しているという風に理解する可能性を生み出します。事実は生命に支えられて「私」も成立しているはずですが、言葉にした途端に、「私」が主人になり、生命は従者の位置に置かれてしまいます。ここから、生命という自分の所有物を好きなように扱ってもいいはずだ、という考えに導かれる可能性が生じてきます。これは現代の生命倫理にも通じる大切な問題です。もちろん、感謝とともに「私は生きている」と言うこともありますが、他方では、このように自我中心にものごとを裁断《さいだん》していく方向も言葉の構造には宿っているのです。「我執」もまた言葉とともに始まっています。

私達は言葉の世界に入ることによって人間として成長していきます。「分別」は日常語では、世の中のことがよく分かる人という意味で、良い意味に使われます。しかし、仏教では、この言葉は「我執」と「法執」という執著に誘い入れる働きとして、迷いに導く危険性の面を強調して使われます。言葉によって分別を身に付けるのですが、そのことはひょっとすると事実をありのままとは違った形で見る、誤った認識を身に付けることなのかもしれません。仏教はこのことを鋭く分析しているのです。

唯識思想では、言葉を身に付けることによって、それ特有の認識の仕方が習い性になることを「名言熏習《みょうごんくんじゅう》」と言っています。「熏習」とは、着物を箪笥《たんす》にしまう時、一緒にお香を入れておくと、いつの間にか着物に香りが染み付くように、徐々に習慣が身に付いていくことを意味しています。私達は、何代も何代も言葉を使って生きている内に、知らず知らずの内に、言葉の構造に従って世界を裁断して見る習慣が身に付いてしまって、そこから出られなくなっている。このことを「名言熏習」というわけです。

こうした言葉の問題も、人間という蚕が吐き出す糸の一つです。ある構造によって世界を裁断してしまうことは「分節化《ぶんせつか》」とも呼ばれます。私達は「名言熏習」を通して、言葉の構造によって分節化された世界の中に住むようになります。私達はそのような分節化を通して認識された世界という繭の中に閉じ込められているのかもしれません。世界は心が生み出したものであるという意味は、以上に述べてきたことを念頭において理解する必要があると思います。

2. 認知科学と唯識思想

(1) ヴァレラの認知科学

さて、ここで話は一挙に現代の「認知科学《にんちかがく》」に移ります。突拍子もないと思われるかもしれませんが、これまで述べてきた唯識思想の立場から眺めてみると、認知科学には唯識思想と共通する興味深い観点がいくつもあるのです。脳科学の発展につれて、意識の働きを科学的に解き明かそうとする動きが高まってきました。この分野は、哲学上の「認識《にんしき》論《ろん》」と区別して一般に「認知科学」と呼ばれています。その中で、フランシスコ・ヴァレラという人が大変ユニークな学説を打ち出しました。神経科学者であるヴァレラは、生命システムを研究する中で、生命体の行っている「認知」活動とはそもそも何なのかという問題を追求しました。彼の学説の特徴は、「認知」という働きを従来とは全く違った視点から説明している点にあります。それとともに、生物の進化についても新しい観点から考え直す必要があると説いています。ここでは、ヴァレラの「認知」についての学説を従来の説との違いに焦点を当てて見てみましょう。そして、そのことと関係して進化の問題にも触れたいと思います。

通常は、「認知」とは何かを説明しようとすると、どうしても人間が行っている認識をモデルにしてしまいます。人間の認識は意識や言葉によって何かを思い浮かべるという「表象《ひょうしょう》」作用を伴います。イメージを描くということです。そして、その表象に基づいて何らかの「判断」を下します。最後に、その判断が外界の事実と一致している場合には、その判断は正しいとされます。ここでは、心の「内部」の表象が「外部」の事実と一致するかどうかが認識の正しさの基準と考えられています。進化を説明する際の「適者生存《てきしゃせいぞん》」という説も、このモデルを前提にしています。外界を適切に認知して状況に相応しい現実処理ができた生物が生き延びる、と。しかしヴァレラは、こうした「内部」と「外部」を前提にした「認知」の説明は、生命システムの実際の作動（働き）とは全く違う、と反論するのです。従来の説明では、「認知」とは「認知主体から独立した世界についての表象の処理」とされてきたのですが、ヴァレラによれば、そもそも認知する主体と認知される世界が別々に独立してあるわけではないのです。認知と世界は相互に関係し合い、お互いに制約《せいやく》し合っているのです。そればかりではなく、従来の説とは違い、世界は様々な認知活動が組み合わさって長い歴史を通して産み出されてきたものなのだ、と考えます。その際、注意しなければならないのは、「認知」は表象であるとする従来の定義がきっぱりと捨てられていることです。ヴァレラによれば、「認知」は身体が行う行為なのです。

少し難しいので、ここで一つの例を出しましょう。蜜蜂は紫外線に敏感に反応します。一方、花は紫外線をよく反射します。では、蜜蜂の紫外線を感受する視覚と花の紫外線反射はどちらが先にあったのでしょうか。ヴァレラの考えでは、どちらが先でもありません。受粉のために蜜によって蜂を引き付ける花は他の花より目立たなければなりません。花から蜜を取る蜂の方は遠くからでもその花を認識する必要があります。この両方からの双方向的な制約が花の特徴と蜂の感覚が組み合わさった長い歴史をもたらしたのです。このような「共進化」を一つの実例として含む生命システムを、ヴァレラは「構造的カップリングの歴史」と呼びます。従来の説だと、蜂が認知主体で花が世界です。蜂にとって外界となる紫外線を反射する花が始めからあって、その外界に適応した視覚を持った蜂が生き延びたのだ、と。でも逆に花が認知主体で蜂が世界だとも言えるはずです。その場合は、紫外線を感受する蜂が先にいて、それが花にとっては外界になり、紫外線をよく反射する花が外界に適応したことになります。どちらの場合も、内部表象と外部世界というモデルを前提し、始めからあった外部世界に内部表象が一致するかどうかを問題にしています。しかし、ヴァレラはこの仮説は間違っているとするのです。事実は「内部」も「外部」もないのです。あるのはただ、相互の身体的行為が織り成す「構造的カップリングの歴史」だけなのです。蜂と花の相互関係が両者の行動を互いに条件付け合って、生命システムとしての世界を産み出しているのです。世界は外界として前以てあるものではなく、この「構造的カップリングの歴史」を通して産出されるのだ、とヴァレラは述べています。

(2)「構造的カップリングの歴史」と「縁起」

この節では、ヴァレラの言う「構造的カップリングの歴史」について、少し詳しく説明しましょう。その前に一つ確認しておきたいことがあります。それは、前の節（2.の(1)）で述べてきたことが、仏教の「空」を理解するための重要なヒントを与えてくれているということです。蜂にとって花は固定された外界ではありませんし、花にとって蜂はやはり固定された外界ではないのです。「固定された外界」という表象自体、言葉による説明のために後から捏造《ねつぞう》されたものに過ぎません。事柄の実相《じっそう》（本当の姿）としては、互いに条件付け合っている相互関係しかありません。つまり「縁起」です。では、この相互関係を生命システム論から見た場合、「世界」はどのように見えてくるのでしょう。

原始的な生命体は、別に自分を個体として意識しているわけではないし、ましてや「自我」の意識など持っていません。だから、当然、「自我」の外に外界が広がっているなどという意識もないのです。それでも栄養になるものをある意味で識別しているようにみえます。でも、それは外界の中から「あれは栄養になりそうだ」と判断して取り入れているわけではありません。そういった「識別」の習慣を前の世代から受け継いでいるだけです。生命システム論によれば、生命体は代々受け継がれた習慣に従って自らの生命維持に必要なものだけを「識別」します。生命を維持するシステムに組み入れられるものだけが知覚され、それによってシステムが存続していくわけです。だから、「識別」といっても、それは自己に対する外界を識別しているわけではないのです。

神経科学の研究では、例えば鳩の視覚について実験した結果、神経システムの活動は、外からの刺激とは決して一対一に対応していないことが分かりました。ニューロンの興奮を引き起こす情報のほとんどは、網膜からではなく、脳の他の部位から来る情報なのです。このことは、神経システムの活動は外からの刺激によってではなく、システムの構造そのものによって決定されていることを意味しています。確かに網膜からの刺激もシステムを活性化する役目を果たしてはいますが、どういう刺激がシステムを活性化するかもまた、そのシステムによって決定されているのです。

蜂の神経システムにとって、花の紫外線は「外部」ではなく、そのシステムが働き続けていくためにそのシステムによって決定された一つの因子に過ぎません。花にとっての蜂も同様です。そして、その因子の決定は、代々受け継がれた行動パターンによってそのシステムが働き続けてきたことに基づいています。蜂の神経システムと花のそれが長い歴史をかけて、それぞれのシステムが働き続けていくための相互関係を形作ってきたのです。これがヴァレラの言う「構造的カップリングの歴史」です。

それればかりではありません。蜂の身体的な構造そのものさえ、花との構造的カップリングの歴史を通して形作られてきたのです。そして花の構造も同様です。蜂という「もの」と花という「もの」が始めから別々にあって、その上で両者が関係を結んだわけではありません。それぞれの生命システムが働き続けられるようにシステム同士がカップルを組む中で、長い歴史をかけて蜂の身体構造も花の構造も今ある形に形成されてきたわけです。

蜂にとって花は環境ですが、「外部」ではありません。なぜなら蜂の身体構造そのものが、環境との「構造的カップリングの歴史」によって形成されてきたものだからです。蜂という「もの」が出来てきたのは、将来蜂になるようなあるシステムが、将来花となるようなもう一つのシステムとカップルを組むことによって、それらのシステムが働き続けられるような相互関係を形成してきたからに他なりません。蜂が花の紫外線に引き寄せられるような身体構造を持ち、花が蜂を引き付けるような構造をしているのは、そういう引き寄せられたり、引き付けたりする「行為」を通して、蜂と花を含む生命システム全体が働き続けるような相互関係を築いてきた結果です。また逆に、そうした引き寄せられたり、引き付けたりする「行為」の方も、その行為に支えられて働き続けている生命システムによって規定されているのです。

今は蜂と花しか取り上げていませんが、生命界には無数の生命がいて、それらが無数の相互関係を形成しています。それぞれの生命体は、その「行為」によって生命システム全体を働き続けさせていると同時に、その「行為」もまた、働き続けている生命システムによって規定されているわけです。ここには、それぞれの生命体に特有な「行為」と生命システム全体との間に、互いに互いを規定し合う「循環的因果関係《じゅんかんてきいんがかんけい》」が成り立っています。

(3)「認知」と「世界」

このような循環的な因果関係を念頭に置けば、ヴァレラがなぜ「認知」を「表象」ではなく、「身体としてある行為」と考えたのかが分かってきます。それとともに、「世界」は始めからあったものではなく、「構造的カップリングの歴史」を通して産出され続けていくものなのだということも理解されてくるでしょう。そもそも蜂の身体構造も花の構造も、花に引き付けられたり、蜂を引き付けたりする「行為」によって、それぞれの神経システムが働き続けるように形成されてきたものでした。

このそれぞれの「行為」が「認知」なのですから、蜂の神経システムと花のそれがカップリングした生命システム全体は、ある意味で「認知」によって支えられていることになります。この生命システム全体が「世界」です。「世界」は「認知」によって支えられています。しかしまた逆に、それぞれの「行為」は生命システム全体が働き続けるように条件づけられています。すると、「認知」は「世界」によって条件付けられていることになります。「認知」と「世界」は、こうした循環的な因果関係によって結ばれているわけです。

そればかりではありません。「認知」と「世界」は、それぞれが互いに支え合い、条件付け合いながら、互いに互いを産み出しているのです。

人間がしている認識をモデルにすると、認識する主体が自己という内面を持っていて、それが外界を認識すると考えられてしまいます。そうすると、「世界」は認識する主体の外に始めからあったものなのか、それとも「世界」は認識する主体が自己のイメージを投影したものなのかという、「卵が先か鶏が先か」みたいな議論が起こってきます。前者が実在論あるいは客観主義と呼ばれますし、後者は観念論あるいは主観主義と呼ばれます。実在論は私達にとって常識的な考え方なので分かりやすいと思います。観念論によれば、「外界」という表象も、所詮《しょせん》は外界という「表象」に過ぎないのではないか、という議論になるわけです。

しかし、ヴァレラの生命システム論によれば、「世界」は「認知」主体の「外」に独立してあるのでもありませんし、「認知」主体の「内」にあるわけでもありません。「認知」と「世界」の間には、循環的因果関係が成り立っていて、それらはお互いにお互いを支え合い、産み出し合っているからです。

(4)　生命システムとアーラヤ識

認知科学では、ヴァレラのこのような考え方をオートポイエーシス（自動創作）論と呼んでいます。それは、外部世界が始めからあったという前提を覆《くつがえ》すとともに、内部表象が外界に一致するかどうかを「認知」の基準とする考え方を否定して、「世界」を生命体の相互行為から「産出」される生命システムと考えているからです。

では、このようなヴァレラの考えが、前の章（1.）で述べてきた唯識思想とどのように関係するのでしょうか。もし、唯識説が「一切は心が生み出したものである」という説だとした場合、従来の「内部」と「外部」を分ける考えに従えば、心という内部が外的世界をも作り出すという観念論になってしまいます。これは唯識説に対する大きな誤解を招く種になります。これでは唯識説の本来の意図は台無しになってしまいます。

こうした誤解が生まれるのは、認識という働きが外部世界についての表象であるという考え方を前提としているからなのです。ヴァレラのオートポイエーシス論に初めて触れた時、何だか不思議な感じがしますが、唯識思想に親しんでいれば、それほど違和感はありません。なぜかというと、唯識説は認識活動の最も深いところに「アーラヤ識」という働きを見出《みいだ》しているのですが、この「アーラヤ識」こそ、環境と一体になって営まれる生命活動を言い当てているからです。アーラヤ識と環境との相互交渉は決して「表象」を媒介とした関係ではありませんし、そこでは環境はまだ「外部」にはなっていません。それはまさに環境との「カップリング」と呼ばれるに相応しい性質を持っています。表象を媒介とする認識はアーラヤ識に比べればずっと表層にある意識に至って初めて成立してくるものです。

さらにまた、アーラヤ識は過去に営まれた環境との相互交渉を経験の歴史として蓄積していくのです。「アーラヤ」という言葉はインドの言葉で、「貯め込んでいる」という意味です。例えば、「ヒマラヤ」というのは「ヒマ・アーラヤ」で、「雪を貯め込んでいる」という意味なのです。ですから、「アーラヤ識」を中国の漢字で書くと「蔵識《ぞうしき》」となるのです。アーラヤ識は過去に営まれた環境との交渉の歴史を貯め込んでいるわけです。この相互交渉の歴史は「業《ごう》」（カルマ）と呼ばれますが、その元々の意味は身体としての行為です。身体的行為の積み重ねが、環境と一体となった相互関係の歴史を形成し、そのことを通して世界を産出していく……。これはまさにヴァレラの言う「構造的カップリングの歴史」そのものではありませんか。

アーラヤ識は「心」です。ですから、認識活動の最深部であるアーラヤ識の段階では、心が世界を生み出すということは間違いではありません。しかし、その「心」は外界に対する内界としての心では決してないのです。むしろ、「行為」としての「認知」が「世界」を支え、産み出しているという意味です。このことは、逆から言えば、「認知」もまた生命システムとしての「世界」から規定されていることを踏まえて言われるのでなくてはなりません。

「心」はインドの言葉では「チッタ（citta）」というのですが、元々この言葉は、いろいろな要素が集まって、あるまとまりを持った状態になっていることを意味していました。だから「チッタ」は「積聚《しゃくじゅ》」とか「積集《しゃくじゅう》」と漢訳されることもありました。いろいろなことが集まり、積み重なって、一つのまとまりが形成されるという意味です。私には、このことは生命活動の一番大切なポイントを言い表しているように思われます。生命体はどんなに原始的なものでも、有機的な組織を持っています。つまり生命システムです。そして「世界」は、様々な生命システムがお互いに環と環が重なり合うようにカップルを組み合うことによって、長い歴史をかけて形成されてきた生命システムの全体でした。もし「チッタ」が、このように絶えず生成し続けながらも、まとまりを持った秩序を創り出していくことを意味しているとすれば、世界は「心」によって生み出されると言っても、少しもおかしくありません。

(5) アーラヤ識と環境世界との相互関係

人間も一つの生命体です。生命体は絶えず環境との関係の中で生命を維持し、子孫を残していきます。アーラヤ識は、こうした身体的な生命活動という意味を含んでいます。アーラヤ識も「識」ですから、何らかの「識別」作用を行っているはずです。しかし、ここで「識別」といっても、それは外界についての認識ではありません。生命体にとっては生命システムの全体が世界に他なりませんので、蜂や花が別に「外界」について表象したり、判断したりしているわけではないのと同じことです。アーラヤ識の「識」は、このように通常は「識別」とは言えないような、「行為」を通しての環境との相互交渉も含んだ広い意味を持っているのです。

唯識論でアーラヤ識がテーマになる時、環境世界は「器世間《きせけん》」と言われます。それは、生きとし生けるものを養う限りでの環境を意味していますので、一般的な「外界」という意味とは違います。むしろ今の文脈では「生命システム」と言った方が正確だと思います。また、前の世代から受け継いだ習慣は「種子《しゅうじ》」、生命活動に必要な機能（働き）は「根《こん》」と言われます。

仏教の中でも「アーラヤ識」について述べるのは唯識学派だけの特徴なので、「そんなものはない」と主張する他の学派との間に論争が起きました。唯識に対立する学派は「識」の働きを人間の認識活動をモデルにして考えていました。人間の認識作用をモデルにして考えれば、「認識」とは普通、何かを認識するわけで、その「何か」に当たることを唯識では「所縁《しょえん》」と言います。哲学でいう「認識対象《にんしきたいしょう》」に当たります。

この対立する学派が唯識学派に対して、「アーラヤ識」も「識」だというのなら、一体その「所縁」は何なのかと質問します。所縁がはっきりしないなら、「識」などと呼べないではないか、というのです。それに対して唯識学派は答えます。「種子」と「有根身《うこんじん》」（生命機能を持つ身体）と「器世間」だと。つまり、アーラヤ識はたしかにはっきりした認識対象を持った高級な意識ではないかもしれないけれども、ちゃんと前の世代から受け継いだ習慣を受け止め、生命機能を果たしながら、環境と交渉しているではないか、と。このことからも分かるように、唯識学派は身体レベルの生命活動も、広い意味での認識活動と理解していたわけです。というより、認識活動の根本は身体が営んでいる生命活動なのだと答えたのです。このことは、先ほど（2.の(1)〜(3)）述べたヴァレラの言う意味での「認知」とぴったり符合します。

ここでさらに注目してほしいのは、アーラヤ識が「種子」や「有根身」や「器世間」との間で取り結んでいる相互作用は「不可知」な働きなのだと述べられていることです。これらの相互作用は、通常の人間の認識では知ることができないというのです。通常の人間の認識はどうしても表象を媒介にして外界を知るというスタイルを取ってしまいます。しかし、生命活動の営みとしての「行為」としての「認知」には、まだ「内部」も「外部」もありませんでした。だからこそ、わざわざ「不可知」とことわっているわけです。

唯識派に反対する人達は、そんな知ることもできないようなものはないはずだ、と言うでしょう。でもそれは、その人達が「行為」としての「認知」ということもあるのだということに気付いていないからなのです。それに対して、唯識派の人達は、アーラヤ識と環境世界との相互作用が「行為」としての「認知」であることをはっきりと見定めていたのです。

(6)「内部」と「外部」の区別と「閉じ籠り」構造の成立

このように意識活動の最深部でのアーラヤ識のレベルでは、まだ「内部」と「外部」の区別は生じていません。では、この区別はどのように形成されてくるのでしょうか。唯識思想では、アーラヤ識と通常の意識との間に、「マナ識」という働きを考えています。これはアーラヤ識の生命活動を自分のものと考える働きだとされています。考えるといっても、通常の意識のように言葉を使ったり表象作用を行ったりするわけではありません。その意味では無意識的な働きで、ただただアーラヤ識を我がものとして潜在的に執著するのです。生命の個体性を維持する働きと言ってもよいかもしれません。通常の意識もこのマナ識に支えられて働きますので、どんなに私利私欲のない客観的な判断を下しているつもりでも、そこには自分中心のものの見方が紛れ込んでしまっているわけです。教授会や国会討論は、この意味でとても興味深いものです。

このマナ識の働きと言葉の持つ実体化の働きがあいまって、自分固有の領域としての「内部」とそれ以外の領域としての「外部」の区別が固定化されてきます。前（1.の⑷）に述べましたように、言葉が作る繭には、事柄を「もの」と「もの」との関係として理解し、主語に当たるものが何かを所有するという風に考える癖がありました。つまり、実体化あるいは実体視という「法執」です。それに対して、マナ識の持つ個体性への潜在的執著は「我執」の芽生《めば》えと言えるでしょう。

「内部」と「外部」の区別は、このような二種類の執著によって紡ぎだされた「閉じ籠り」構造の成立とともに生まれてくるのです。こうして人間という蚕の繭も完成に近付きました。ここに、表象作用に基いて判断を下し、それが外界と一致するかどうかを確かめるという、私達に馴染み深いものの考え方の原型となるモデルが出来上がります。西欧近代に確立した主観と客観という枠組みや、それに基いて成立した近代科学も、このモデルが精緻《せいち》に組み立て直されたものに他なりません。ここでは、一般的に、世界は主観の認識作用とは無関係にすでに存在し、認識がそれに合致するかどうかが実験によって確認されると考えられています。これは「内部」と「外部」という枠組みを大前提とした科学の方法論ですし、また認識とは表象作用に基づくものだという前提も、この中に必然的に含まれています。

ヴァレラが言うような身体的行為としての生命活動には「内部」も「外部」もありません。この区別自体、幾層にも折り重なった「識」の働きが織り成す繭、つまり「閉じ籠り」構造の完成を告げるものなのです。自分固有の領域の成立と、自分とは無関係な領域の成立は同時です。両者は「閉じ籠り」構造の完成という出来事の表裏一体となった両面に他なりません。ここで初めて自己と世界が対立して独立に存在するものとなります。決して表象できない世界という表象も生まれてきます。意識は不思議なことに、この不思議な表象に何の不思議も感じません。ただ、徹底して考える人にとっては、決して認識できない「物自体」（カント）の存在といったことが、哲学の大問題になったりはしますが……。「外部」という表象そのものが、人間という蚕の糸が紡ぎだした繭の成分なのかもしれません。というより、それはこの繭が完成したことによってはじめて生まれたものであり、その完成を証拠立てるものなのだとも言えるでしょう。

内部と外部の区別は、アーラヤ識が営んでいる環境と一体となった相互交渉を、より上層にある意識が後から解釈した結果に過ぎません。「我執」と「法執」という二種類の眼鏡を通してアーラヤ識の営みを見る時、内部と外部という解釈が生じてくるだけです。上層の意識もアーラヤ識の営む生命活動に支えられて始めて可能になっているはずなのですが、普通は足の裏を見ることがめったにないように、上層の意識はこのことを忘れてしまっているのでしょう。

人間が立ったり歩いたりするとき、頭は足の裏に支えられているはずです。でも、頭は自分が主人だと思い込んでいますので、足の裏がしっかり大地を踏みしめていることを忘れているのです。唯識思想は、表面的な表象の世界に閉じ籠っている頭に対して、足の裏の声を聞くように呼びかけているのかもしれません。ヴァレラの認知科学もまた、認知を表象から身体的行為にシフトさせることによって、現代人に対して同じことを呼びかけているような気がします。私がこの足の裏の喩えを思いついたのは、二年ほど前に朝日新聞に掲載された高史明《こさみょん》さんの「いじめられている君へ」という記事にとても感動した記憶があるからです。今、その記事をそのままご紹介できないのは残念ですが、もし機会があれば、ぜひ読んでほしいと思います（朝日新聞出版『いじめられている君へ　いじめている君へ』参照）。

世界は心が生み出したものであるという主張は、「認識」という働きが「行為」としての身体的生命活動である段階では正当なものです。ただし、その場合の「世界」とは、生命システムの全体という意味です。しかし、「閉じ籠り」構造が完成した段階でこの主張をすれば、いたずらに観念論だという批判を呼び込むだけでしょう。この場合には、この主張は、「閉じ籠り」構造を事実に即して明らかにすることだけがそこから解放される唯一の道なのだ、という意味で受け止められるべきでしょう。この場合、すべてが観念だとカンネンする以外、殻が破れることもないでしょうから。

あとがき

今年のシンポジウムのテーマは「脳と心――心のありかを求めて」でした。客員教授の養老孟司先生に基調講演をしていただきましたが、二〇〇人を優にこえる参加者があったうえに、質問もあいつぎ、大盛況でした。

現代は「心の時代」といわれることもあり、「心」が大切なものとされています。また、近年は脳科学の発達が目覚ましく、書店では「脳」をテーマにした本が山のように平積みされています。

そうした中で、「心は脳の働きに還元されるのではないか」「いくら脳科学が発達しても、心は脳の働きには還元されないだろう」「脳が心よりも先に働くのではないか」「心が脳よりも先に働くだろう」などといった推測を始めとして、「脳と心」をめぐってさまざまな問題や主題が浮かび上がってきます。

そこで、「脳と心の関係はいかなるものか、それを探ってみよう」というのが今回の企画の趣旨でした。

目次を見ていただければ一目瞭然ですが、さまざまな観点から「脳と心の関係」にアプローチしました。その成果がいかなるものかは、読者のご判断におまかせしましょう。

大正大学では、毎年「学内学術研究発表会」を開催しています。もともとは、教員の研究発表の場でしたが、最近は一般の方々にもご参加いただいております。この一〇年間で人気のあったシンポジウムを振り返ってみると、「癒しと救い」（一九九九年）、「9・11テロと大学」（二〇〇二年）、「隠されたニュートンの秘密」（二〇〇七年）などがあります。

今後も、学外の方々にも来ていただけるような企画をたてていきたい、と思っています。

大正大学文学部長・星川啓慈

養老　孟司（ようろう・たけし）

1937年神奈川県鎌倉市生まれ。東京大学医学部卒業後、解剖学教室に入り解剖学を専攻。東京大学医学部教授を退官し、北里大学教授を経て、東京大学名誉教授、大正大学客員教授、京都国際マンガミュージアム館長、日本ゲーム大賞選考委員会委員長。著書に『からだの見方』、『唯脳論』（筑摩書房）、『バカの壁』（新潮社）、『脳が語る科学』（青土社）、『真っ赤なウソ』（大正大学出版会）など多数。

林田　康順（はやしだ・こうじゅん）

1965年生まれ。慶応義塾大学法学部卒。大正大学大学院博士課程単位取得満期退学。芝中学校・高等学校講師等を経て、現在、大正大学准教授、浄土宗総合研究所研究員、三康文化研究所研究員、大本山増上寺布教師、大本山光明寺布教師など。専攻は浄土教。著書・論文に、『私を見つめて―法然さまのやさしい教え―』（浄土宗出版）、『浄土宗の常識』（朱鷺書房、共著）など多数。

滝川　一廣（たきかわ・かずひろ）

1947年愛知県名古屋市生まれ。名古屋市立大学医学部卒業後、医学部精神医学教室入局。愛知教育大学教育学部障害児教育講座教授。2009年3月まで大正大学人間学部臨床心理学専攻教授。著書に『家庭のなかの子ども 学校のなかの子ども』（岩波書店）、『不登校を解く』（共著：ミネルヴァ書房）、『〈こころ〉の定点観測』（共著：岩波書店）、岩波書店『こころの本質とは何か』（ 筑摩書房）、など。

長谷川智子（はせがわ・ともこ）

早稲田大学第一文学部卒。早稲田大学大学院文学研究科心理学専攻博士後期課程単位取得退学。早稲田大学文学部助手、日本学術振興会特別研究員、大正大学人間学部助教授等を経て、現在、大正大学人間学部教授、博士（文学）。専攻・発達心理、著書に『子どもの肥満と発達臨床心理学』（川島書店）、『食べることの心理学：食べる、食べない、好き、嫌い』（共著：有斐閣）など。

星川　啓慈（ほしかわ・けいじ）

1956年愛媛県生まれ。筑波大学比較文化学類卒。同大学大学院哲学・思想研究科単位取得退学。図書館情報大学（現筑波大学）助教授を経て、現在、大正大学文学部教授。博士（文学）。専攻：言語哲学・宗教哲学。著書に『ウィトゲンシュタインと宗教哲学』（ヨルダン社）、『言語ゲームとしての宗教』（勁草書房）、『対話する宗教』（大正大学出版会）など多数。

司馬　春英（しば・はるひで）

1951年東京都生まれ。京都大学文学部哲学科卒。大正大学大学院文学研究科博士後期課程単位取得退学。國學院大學、東洋大学、佛教大学、早稲田大学等の非常勤講師を経て、現在、大正大学人間学部教授。博士（文学）。専攻・哲学。著書に『唯識思想と現象学―思想構造の比較研究に向けて―』（大正大学出版会）、『現象学と比較哲学』（北樹出版）など。

大正大学まんだらライブラリー 9
脳が先か、心が先か

2009年8月2日 第1刷発行

編 者 養老 孟司／滝川 一廣／星川 啓慈
林田 康順／長谷川智子／司馬 春英

発行者 石田 順子

発 売 大正大学出版会
〒170-8740 東京都豊島区西巣鴨3-20-1

電 話 03-5394-3045 FAX 03-5394-3093

編集協力 渡邊 直樹

制作・発行 株式会社ティー・マップ
（大正大学事業法人）

印刷・製本 共同印刷株式会社

 ISBN978-4-924297-64-7 C0211 Printed in Japan

大正大学まんだらライブラリー発刊に際して

二十一世紀に入り、世界と日本は危機的状況にあります。新世紀が希望でもって迎えられると思いきや、逆にアメリカにおけるテロと報復戦争でもって今世紀が始まりました。そしてその戦争が泥沼化しつつあります。

一方、二十世紀に先進国が遂行した高度経済成長による弊害は、ますます顕著になって今世紀に持ち越されました。高度経済成長は必ずや地球資源の浪費を招来します。その結果、資源の涸渇を招き、エネルギー危機になり、環境破壊が進行します。しかも今世紀に入って、世界最大の人口を持つ中国およびインドが高度経済成長国に加わってきました。ということは、二十世紀が解決できなかった諸問題がより増幅されて今世紀に突き付けられているわけです。世界はいま、破局を迎えており、日本もそれに連動して破局に直面しています。

それがゆえに、いま、日本人は「生き方」に迷っています。この混迷の時代をどう生きればいいのか、戸惑っています。

いま、大いなる智恵が求められています。従来の智恵は役に立ちません。従来の智恵は、高度経済成長を支えるための智恵であり、競争原理にもとづく社会の中でうまく立ち回る智恵でした。しかし、競争原理にもとづく高度経済成長社会そのものが行き詰まっているのですから、その中で立ち回るための智恵は役に立たないのです。いま求められているのは、大いなる智恵であり、本物の智恵です。

幸いに大正大学は、仏教を創立の理念とした大学です。しかも宗派に所属する大学ではなしに、宗派を超えた仏教の大学です。そして仏教は、われわれに大いなる智恵、本物の智恵を教えてくれます。

それゆえ、この仏教の智恵を裏づけにし、同時に大学にふさわしい総合的な知識・情報を、混迷せる現代日本社会に発信していくのが大正大学の責務だとわたしたちは考えました。そのような意図でもって、われわれはこの「大正大学まんだらライブラリー」を世に送り出します。現代人の指針となれば幸いです。【二〇〇四年七月】

大正大学出版会の本

単　行　本

真っ赤なウソ
―地獄も極楽も真っ赤なウソ―

ベストセラーを独走する、養老孟司の仏教に関する最新講義集を卯を一冊にまとめた。一見逆説じつはまともな、おもしろく読みやすく、しかもためになる待望の一冊。

養老孟司　著

平泉の文化遺産を語る
―わが心の人々―

平泉は、東日本で突出した文化遺産の宝庫。「述べて作らずに」、その内側と外側から、学術書の枠を超えた評言・証言。著者の心にのこる人々をとおして、平泉の歴史と景観、信の美と用の美を語るエッセイ。

佐々木邦世　著

三大宗教　天国・地獄QUEST
―伝統的な他界観から現代のスピリチュアルまで―

アメリカ人の84.8%が、天国があると信じている!? イラン国民は94.1%が……そして、日本人は?? 死んだらどこへ行くのか？　それぞれの死生観の違いと共通性を理解することにより、世界の調和を、新しい角度から考え直す。

藤原聖子　著